Mandy Falke

Und dann am Leben bleiben

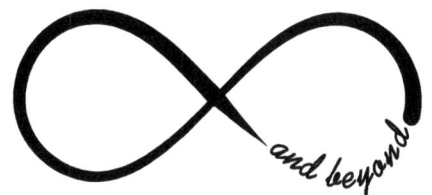

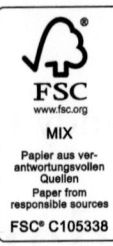

Bibliografische Information der Deutschen Nationalbibliothek:
Die Deutsche Nationalbibliothek verzeichnet diese Publikation
in der Deutschen Nationalbibliografie; detaillierte bibliografische
Daten sind im Internet über http://dnb.dnb.de abrufbar.

Herstellung und Verlag:
BoD – Books on Demand, Norderstedt

ISBN: 978-3-748147-60-2

Anhang

6

1.

Einleitung

2017 erfuhr ich einige Tage vor Weihnachten, dass ich an einer besonders aggressiven Form von Brustkrebs erkrankt bin und dass die Lymphknoten bereits befallen sind.

Ich kann nicht schreiben, dass dies meine vorher heile Welt aus den Angeln gehoben hätte, denn meine Welt war vorher nicht heile. Das war sie nie. Es gab immer Problembereiche, die entweder äußere oder innere Umstände hatten. Bis sich im Jahr 2017 der Sturm zu legen schien.

Das Jahr fing vielversprechend an. Nachdem mein Mann und ich nach einer Trennung wieder zusammenkamen, wurde im April unser drittes Kind geboren. Im Sommer 2017 bekam ich die Zulassung für mein Psychologiestudium. Ich hatte bis dato mehr als ein Jahrzehnt als Rechtsanwaltsfachangestellte gearbeitet. Aus dem Gedanken heraus, dass mein Berufsleben vermutlich noch einige Jahrzehnte andauern würde, fasste ich den Mut, einen Neuanfang in einem Studienfach zu wagen, für das mein Herz aus voller Überzeugung brannte.

Das Leben war nicht rosarot mit Glitzer, aber es war gut. Ich fühlte mich angekommen.

Dann kam die Krebsdiagnose und veränderte alles: äußere Umstände und innere Überzeugungen. Und den Blick auf das, was wirklich wichtig ist.

Nachfolgend finden sich meine datierten Aufzeichnungen in chronologischer Reihenfolge.

Ich fing an, über das Schreiben meine Gedanken zu sortieren, reflektieren und eigene Bewältigungsmechanismen zu suchen und zu finden.

Die Worte sind Momentaufnahmen. Keine sorgsam konstruierten und mit Bedacht gewählten Sätze. Sie sind in den Momenten entstanden, in denen ich so fühlte. Meine Emotionen sind ungefiltert dargestellt. Das Schreiben war mein

Filter per se.

Es gibt keine Antwort auf die Frage „Wie soll ich das nur schaffen?". Jedenfalls keine einfache.
Meine Antwort setzt sich zusammen aus vielen Teilbereichen, unterschiedlichen Momentaufnahmen und detaillierten Einblicken.

Der Weg durch eine lebensbedrohliche Erkrankung ist immer individuell. Das hier ist meiner.

2.

Vorwort

von Susanne Holzapfel

So wie es sich gehört, ist es ein Foto gewesen. Schließlich ist Instagram ursprünglich mal dafür gemacht worden, Bilder zu zeigen und Bilder anzuschauen. Das, von dem ich spreche, ist vom 16. März 2018. Was ich damals gesehen habe: im Hintergrund verschwommen eine junge Frau mit Glatze, die im Vordergrund sehr scharf und kontrastiert zu ihrer sonstigen Erscheinung den Stinkefinger in die Höhe reckt. Ich wusste damals weder, wem diese Geste galt, noch wer die Frau war, die ihrem Gesichtsausdruck nach zu urteilen, eine Scheißwut auf Wasauchimmer hatte.

Heute sehe ich auf dem Bild meine Freundin, meine Gesprächspartnerin, mein HühnchenausdemEi, mein Mandymäuschen. Ich kenne ihre Krankengeschichte, ich habe von ihr viel gelernt über Brustkrebs und Chemotherapie über Brustamputationen und Bestrahlungen, weiß, wieso Haare ausfallen, habe eine Ahnung bekommen, wie sich ein Chemobrain anfühlt und dem Tod auf einmal ziemlich nahe gegenüberzustehen. Mandy hat mich, eine zunächst vollkommen Fremde, mitgenommen auf ihrem Weg durch ein ihr selbst komplett unbekanntes Terrain.

Auch wenn hunderte von Kilometern uns trennen, war ich dabei, wenn ihr über einen Infusionsschlauch das Heilung versprechende Gift in den Körper gepumpt wurde, wenn sie danach völlig erschlagen zuhause im Bett gelegen und geweint hat, weil diese Quälerei kein Ende nehmen wollte und ja auch niemand sagen konnte, ob am Ende das Victory-Zeichen oder ein Kreuz stehen würde. Wir haben uns jeden Tag geschrieben oder Sprachnachrichten hin- und hergeschickt. Oft habe ich nicht gewusst, was ich ihr Tröstendes hätte sagen können, ohne dabei zu lügen oder ihr etwas vorzumachen. Denn, das war unser Deal von Anfang an: Wir wollten ehrlich miteinander sein. Statt hilfloser Floskeln, die uns beiden einen ziemlich schlechten Geschmack im Mund verursacht hätten, wollten wir alles aussprechen, so wie es war, auch wenn es nicht schön war.

Während dieser ganzen Zeit habe ich eine Frau erlebt, die keine Heldin ist, keine Cancerfighterin in silbernglänzender Rüstung, die ausgestattet mit Löwenmut und Tapferkeitsmedaillen in die Schlacht gezogen und siegreich daraus hervorgegangen ist. Was ich hingegen erlebt habe, war eine junge Mutter, die sich viel mehr Sorgen um ihre drei kleinen Kinder gemacht hat als um sich selbst, eine, die oft das heulende Elend, aber noch öfter die disziplinierte Patientin war, die alles in ihrer Macht Stehende getan hat, um eine Mutter zu sein, die ihre Kinder beim Großwerden begleiten und ihren Mann bei diesem Job unterstützen kann. Sieht so aus, als wäre ihr das gelungen.

Wobei sie sich immer bewusst war, dass neben ihrem eigenen Engagement und dem der Mediziner eine fette Portion Glück notwendig wäre, um den Krebs nachhaltig aus ihrem Körper zu vertreiben.

Beinahe von Anfang an hat Mandy ihre Krankheits-Erfahrungen über ihren Instagram-Account mit anderen Menschen geteilt, hat sich mit anderen betroffenen Frauen ausgetauscht, Ratschläge und Zuspruch bekommen und weitergegeben. Ich habe auch das begleitet und bin nach wie vor von der Offenheit überwältigt, die Mandy dabei an den Tag gelegt hat. Wahrhaftiger als sie dabei gewesen ist, kann man nicht sein.

Altersmäßig könnte ich Mandys Mutter sein. Trotzdem war sie es, die mich so viel gelehrt hat über das Kranksein, über Krisen, über Krebs und vor allen Dingen über eine Haltung dazu, die ich, sollte ich selbst einmal krank werden, gerne ebenso an den Tag legen würde, wie sie es getan hat.

Über das Glück, das ich empfinde, dass Mandy heute krebsfrei und eines schönen Tages hoffentlich auch wieder rundum gesund sein wird, brauche ich nicht viel zu sagen.

Ich habe die Frau mit dem Stinkefinger längst ganz arg fest in mein Herz geschlossen und mit ihr, ihren Mann und ihre Kinder Marie, Max und Jacob.
Diese Falken-Bande hat in diesem Jahr eine Menge durchgemacht, und weil es so gut ins Bild passt und auch wahr ist, einen Haufen Federn lassen müssen. Dass sie immer noch zusammen lachen, weinen, sich fetzen und miteinander kuscheln gibt mir die Zuversicht, dass diese Familie es wirklich geschafft hat.
Nichts würde ich mir mehr wünschen.

3.

Chatverlauf

[15.12.17, 03:00:58]

Mandy: Heute Vormittag habe ich einen Termin zur Mammographie wegen dem
Knoten in der Brust.

Mimi: Um wieviel Uhr? Ich denk ganz fest
an Dich!!!!!

Mandy: 10:30 habe ich Termin. Danke.

[15.12.17, 13:34:12]

Mandy: Ich war bei zwei Ärzten heute.
Meine Ärztin hat angefangen zu weinen.
Es ist mit sehr hoher Wahrscheinlichkeit
Brustkrebs.

Mimi: Mir fehlen gerade die Worte...
Wie können die Gutartigkeit, oder die
Bösartigkeit im MRT feststellen?
Musst Du gleich ne Gewebeprobe abge-
ben? Wo bist Du gerade? Ist Alex bei Dir?
Kann ich irgendwas für Euch tun,
nee, besser was kann ich für Euch
tun?
Ich hoffe, Du weißt, dass ich immer für
Dich und Euch da bin. Egal wann und
um welche Uhrzeit.
Ich bin in Gedanken sooooo fest bei
Dir und drücke Dich und Euch fest.
Ohne Probe kann es doch alles sein,
oder?

Mandy: Die Ärztin hat gleich in der Klinik an-

gerufen. Die melden sich bei uns. Ich
hoffe, der Termin ist noch vor Weihnach-
ten. Die Ärztin hat nach dem
Ultraschall gleich noch eine weitere
Mammographie gemacht.
Die ist wohl sehr erfahren sagt meine
Frauenärztin.
Es gibt „Wahrscheinlichkeitsskalen"
von 1 bis 5.
Bei mir ist es 5. das Höchste.
Meine Frauenärztin hat geweint. Und
schon die Chemotherapie thematisiert
und so. Die Ultraschallbildern sind
wohl ziemlich eindeutig.

[19.12.17, 10:44:58]

Mandy: Es ist sehr sehr wahrscheinlich Krebs
sagt die Oberärztin. Er hat wahr-
scheinlich schon gestreut. Auch diese
Ärztin hat angefangen zu weinen.
Morgen MRT.
Urlaub sollen wir absagen.
Ich soll abstillen.

Mimi: Verdammt scheiße.
Ich bin für Dich da, egal wann.
Warum weinen die Ärzte immer?
Scheiße.... Mandy, ich weiß grad gar
nicht was sagen, außer dass ich Dir bei
dem Kampf so gut helfen will, wie ich
nur kann Rotzdreckkacke.

Mandy: Ich will einfach nur nicht sterben. Von mir aus können sie mir beide Brüste abnehmen. Mir total egal!!!
Ich will einfach nicht sterben!
Morgen um 08:00 MRT.
Donnerstag hoffentlich (wenn Ergebnis da) um 15:00 Gespräch.

Mimi: Ich will Dein Versprechen, dass wir zusammen auf s Mera oder irgendein anderes Festival gehen, wenn die Kids ALLE in der Schule sind! Und Versprechen muss man halten.
dann trinken wir Bier, tanzen und feiern!
Und das Versprechen, dass wir uns gemeinsam über unsere Kinder in der Pubertät aufregen.
Auch wenn der Weg steinig und schwer wird. Es ist ein Weg und Du schaffst ihn!!!
Du bist ein so starker und besonderer Mensch!
Und wenn der Weg geschafft ist, werden wir uns wieder über Pipifax aufregen.

Mandy: Es ist Krebs. G3. Besonders schnell wachsend. Besonders aggressiv.

Mimi: Scheiße.
Wurde besprochen, wie es weitergeht? Dann muss schnell was gemacht werden.
Scheiße, scheiße, scheiße
Ich nehm Dich einfach soooo fest in den Arm....
Ich kann nur sagen, dass ich immer für Dich, Alex und die Kinder da bin.

Mandy: Morgen werden Termine gemacht. Tausend Sachen müssen durchgecheckt werden, damit Anfang Januar schnellstmöglich die Chemotherapie beginnen kann.
Es kann sein, dass ich sterben werde. Die armen Kinder!

Mimi: Alle werden mit Dir Kämpfen!!!
Die werden alles tun und Du wirst es schaffen!!!
Du bist so stark, auch wenn Du schwach bist. Du wirst das Scheiß drecksding bezwingen!!!!!

Mandy: ☐ Audio weggelassen

Mimi: Deine Kinder müssen sich nicht erinnern, weil du den Scheißkampf gewinnen wirst!!!!

Mandy: Die Ärztin hat gesagt, der Krebs ist G3. Also schnell wachsend. Und dann noch HER2positiv. Das heißt wohl besonders aggressiv.

Lymphknoten befallen.

Ich werde nicht nur Chemo bekommen, sondern parallel eine „Doppelblockade"-Therapie mit Antikörpern (Herceptin, Pertuzumab).

Eher ungünstiger Krankheitsverlauf.

Es soll nicht die nächste Tumorkonferenz abgewartet werden, sondern so schnell wie möglich gestartet werden.

Morgen OP. Dann fehlt noch der Herzultraschall. Übermorgen Ultraschall Brust, um zu gucken, ob die Tumor-clips richtig sitzen.

Vorabgespräch beim Onkologen. Medikamente müssen bestellt und gemischt werden, was laut Ärztin zwischen den Feiertagen wohl schwierig ist (?).

Und Knochenszintigrafie machen die die Woche nicht, weil die nicht extra für einen Patienten das Gerät anschmeißen.

Vor zwei Wochen war mein Leben noch normal.

Ich will mein altes Leben zurück.

Mandy: Oh Gott, ich sollte mich aus der
Öffentlichkeit fernhalten. Vorhin saß ich
weinend in der Uni und jetzt weinend
im Bus.
Ich kann einfach nicht mehr aufhören
zu weinen.
Ich bin so traurig. Und so verzweifelt.
Ich halte das nicht aus.

Mimi: Das ist in der Situation mehr als ver-
ständlich. Es ist einfach so viel und so
ungerecht und einfach nur scheiße.
Ich glaube so fest daran, dass alles gut
wird.
Mit allen Gedanken, die ich habe, bin
ich überzeugt, dass wir uns nach der
beschissenen Zeit wieder über Lapa-
lien aufregen können. Ach Maus, ich
drücke Dich so sehr. Ich bin in Gedanken immer bei Dir.

Mandy: Danke, dass du für mich da bist.

Mimi: Die Chemo wird dich fertig machen,
aber den scheiß Krebs wird sie einfach
nur platt machen. Es wird vorbei gehen und wir werden zusammen Bier
trinken und Torte essen.
Auch wenn die nächste Chemo noch
bechissener wird. Auch die Zeit geht
rum und dann wird das alles nur ne blöde
Erinnerung sein.

Mandy: Ich komme mir einfach vor wie im falschen Film. Das kann doch alles nicht sein.

Mimi: Ich bin soooo überzeugt, dass es wieder gut wird.

Mandy: Jetzt habe ich statt zu lernen mir nochmal meine Krankenberichte reingezogen.
Es ist einfach ALLES scheiße:
- G3-Wachstum
- hormon-negativ
- invasives, multizentrisches Wachstum
- Lymphknoten befallen
- HER2positiv
- hoher Ki67-wert
- mehrere Tumore, die bereits in das Gewebe eingewachsen sind
Einfach ALLES scheiße!
Ich habe Studien gelesen, demnach ist meine 5-Jahres-Überlebens-Wahrscheinlichkeit voll im Arsch.

Mimi: Ja, es kann so sein, muss aber nicht.
Und kein Mensch, keiner weiß, ob er in 10 Jahren noch auf der Erde ist.
Kein Mensch weiß, was die Zukunft bringt
Uns bleibt, zu leben und zu hoffen.
Und das in jedem Fall.

4.

Tagebucheinträge

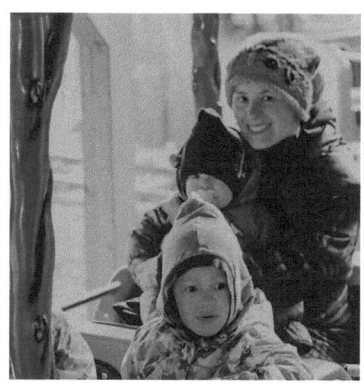

03.02.2018

#einguterplan

Heute in fünf Jahren möchte ich morgens aufwachen.
Punkt.
Bis hierhin klingt das erstmal nach einem Plan.
Und mein erster Gedanke soll sich nicht um Krankheit dre-
hen.
Ich möchte morgens aufwachen, weil mein Wecker mich aus
dem Bett schubst. Oder eines der Kinder. Ich möchte ver-
schlafen ins Bad wanken, auf einem Spielzeug ausrutschen.
Mich fragen, warum niemand außer mir das Toilettenpapier
nachfüllt.
Mich wundern, warum die Zahnpastatube aussieht als wäre
sie explodiert.

Ich möchte Pausenbrote schmieren. Küsschen verteilen. Die
ersten Krokusse bestaunen. Mich über die Rechnungen im
Briefkasten ärgern. Auf dem Weg zur Arbeit im Radio mitsingen.
Ein ganz normaler Alltag. Mit genau so viel Leben und Liebe
wie jetzt. Heute in fünf Jahren.

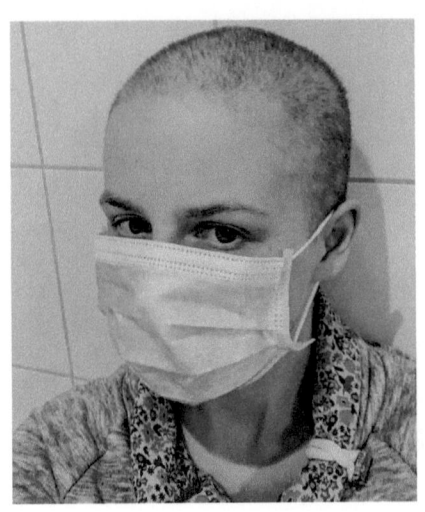

05.02.2018

#nichtohnemeinemaske

Meine Leukozyten sind dezent im Keller, daher nutze ich zum Rausgehen die Maske gefolgt von Skurrilitäten des Tages:

„Könnten Sie die Maske abnehmen, wenn Sie mit mir sprechen?"
„Ja, wenn Sie eine Maske aufsetzen, wenn Sie mit mir sprechen."

„Na, erkältet?"
„Nein, Krebs."

(Ich arbeite an meiner Gesprächsführung.)

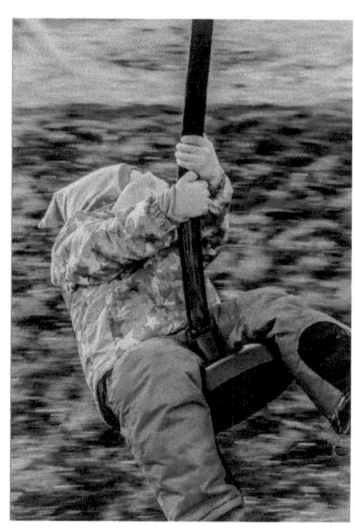

08.02.2018

#blöderkackakrebs

„Komm, wir müssen los zur Chemo."
Ein Satz der noch vor zwei Monaten gar keinen Sinn erge-
ben hätte.
Und nun bin ich hier:
Chemo Nr. 6. Keine schlauen Sprüche oder viele Worte.
Heute hat mich der Krebs-Blues erwischt.

Was würde mein Mittlerer sagen: „Blöder kacka-pups-
Krebs!" Und recht hat er!
Und weil hier grad alles um mich herum so trostlos wirkt
und ich keine Lust habe, die Kamera auf Infusionsschläuche
oder traurige Gesichter zu richten:
hier ein Bild von ihm gestern auf dem Spielplatz.

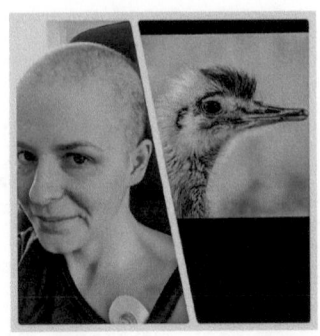

09.02.2018

#nichtmeineschlechtestefrisur

...wenn man auf dem Kopf aussieht wie ein Strauß.

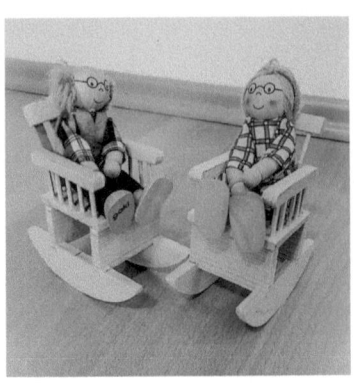

14.02.2018

#aufdienächsten50jahre

Bestes Valentinstagsgeschenk ever ever.

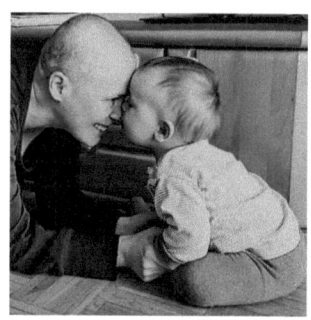

14.02.2018

I am not my disease.
I am not my hair.
I am not what other people think about me.
I am no judgement anybody passed on me.
I am not that compassionate look the other mother gives me.
I am neither a prognosis nor a diagnosis.
I am the footprint I left in the snow this morning when I went out for a walk with the dog and I am the breath in the cool morning air.
I live in every line I have ever written and every conversation I have ever had.
I am every tear I have ever cried and each and every one of my laughter lines around my eyes.
I am the music I felt and danced to.
I am the sparkling eyes of my daughter when we baked a (mostly uneatable) cake.
I am the hand that holds my sons hand at night to help him sleep.
I am the clown that makes my other son chuckle when he is very sad. I am that imperfect woman who is loved by her husband for that.
There are so many things I am not.
And so many things I am.

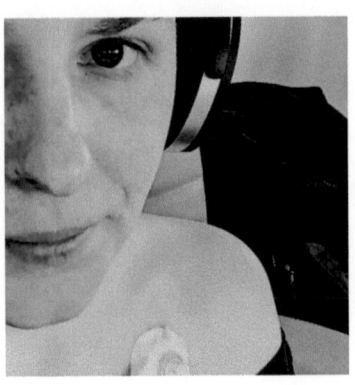

15.02.2018

#aufdersuchenachoptimismus
#unddannamlebenbleiben

Tadaaa. Wir befinden uns bei Chemo Nr. 7.

Während ich mich routiniert auf meinen Sessel schwinge, beäugt mich schon die Dame neben mir kritisch. „Was, so jung und schon Krebs?!", sagt sie fast vorwurfsvoll.
Ich säße jetzt auch lieber beim Zahnarzt als hier.
Die heutige Chemo-Runde ist sich außerdem einig: Wir müssen alle sterben! Bevor ich mit in diese pessimistischen Chemo-Stammtischgespräche verfalle, setze ich lieber Kopfhörer auf.
Stichwort noise cancelling. Ansonsten lasse ich mich weiter von der Gefühlswaschmaschine durchschleudern: Verzweiflung, Hoffnungslosigkeit, Dankbarkeit, Liebe, Angst, Vertrauen, Neid, Mut, Wut - alles dabei. Und alles ok. Aber scheiße finden darf ich die ganze Sache trotzdem.

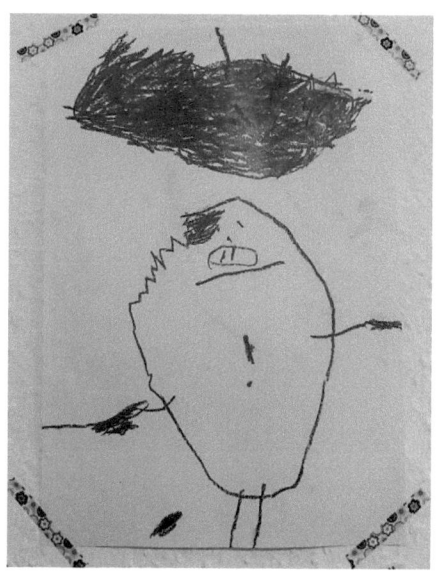

19.02.2018

#kindermund

„Mama, das bist du. Du hast zwei Bauchnabel. Und du bist ein liebes Monster. Und du hast Haare. Und einen Zauberstab über deinem Kopf. Das habe ich gemalt, damit deine Brust sich freut."

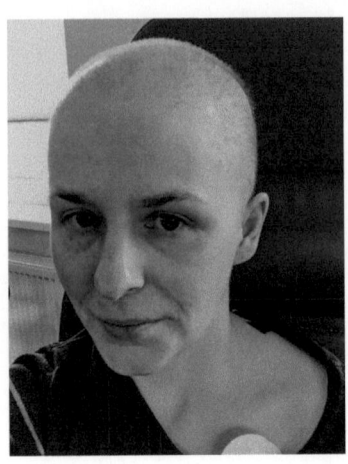

22.02.2018

#heutestirbthierniemand

Herzlich willkommen zum heutigen Chemo-Donnerstag.
Auf der rechten Seite können wir aus dem Fenster beobachten, wie draußen das Leben normal weiterläuft.
Zu unserer Linken sehen wir den giftigen Cocktail, der gleich in die Adern fließen wird.
Um uns herum tummeln sich weitere Damen, deren Motivationsgrad von „mit mindestens einem Bein im Grab" bis „das packen wir doch mit links" teilweise im Minutentakt wechselt.
Bitte nehmen Sie Platz, setzen Sie Ihre Kopfhörer auf und tauchen Sie ein in die Welt von ablenkender Musik, um dem heutigen Chemo-Klatsch-und-Tratsch-wir-werden-alle-sterben zu entgehen.
In dem Sinne: it's not your hair that makes you beautiful, it's your heart!

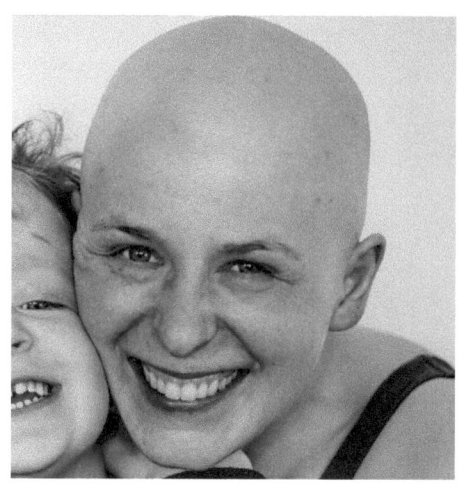

25.02.2018

#mamadusiehstauswieeinbabyigel
#daslebenistnichtfairabertrotzdemgut

There are laugh lines! Suck on that. Cruel world.

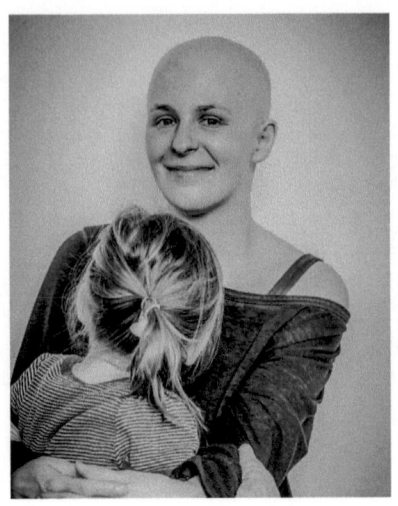

„Na, was hast du denn?"
„Krebs"
„Nein! Das ist ja furchtbar!"
„Ja, das ist furchtbar."
„…"
„…"
Smalltalk. Kann ich. Nicht.

Wie sollte ein Außenstehender denn da „richtig" reagieren?
Vor allem dann, wenn ich ihm kaum eine Chance lasse? Ich
find`s doch selber auch scheiße.

Bis vor 2,5 Monaten (ich hätte fast Jahre geschrieben, harhar) hatte ich selber keine Berührungspunkte und wusste
kaum etwas über dieses Thema.
Daher kann ich sowohl meinen jeweiligen Gesprächspartner

als auch mich verstehen, wenn wir uns plötzlich in einem Gespräch befinden, in dem man eigentlich lieber nicht wäre.

Ich möchte daher eine Lanze brechen für diejenigen, die mich im Supermarkt sehen und extra ins andere Regal abbiegen, um einer Konfrontation mit mir aus dem Weg zu gehen. Denn, by the way, es ist nicht nur eine Auseinandersetzung mit meiner Person, sondern auch eine innere Konfrontation mit Themen wie Krankheit und Tod und der eigenen Einstellung dazu. Das ist jetzt nicht gerade ein „Hurra, darüber wollte ich schon immer mal nachdenken"-Thema. Kann ich verstehen.

Ich verstehe die Leute, die sagen „Du bist stark! Das packst du!" Und wenn ich mir dann (manchmal, nicht immer) denke „Es ist aber kein verficktes Wer-sich-nur-genug-anstrengt-der-überlebt-Spiel, verstehe ich auch mich.
Ich habe Verständnis für die Leute, die den Kontakt plötzlich einschlafen lassen.
Oder für diejenigen, die Tränen in den Augen haben, wenn sie mich sehen und kaum ein Wort über die Lippen bekommen.
Oder die Leute, bei denen man die Panik in den Augen aufblitzen sieht „Du hast Brustkrebs? In deinem Alter? Und in eurer Familie gab es das vorher noch nie? Aber du hast doch drei Kinder gestillt…". (jap, hab ich)

Da ist mein Vater. Der bei Übermittlung der Diagnose lachte und mit einer wegwischenden Geste meinte „Alles wird gut, Mandy". Und da ist meine Mutter, die sich erstmal einen Schnaps eingoss.
Da ist meine Tochter, die, wenn ich sterbe, mitsterben möchte und alle ihre Kuscheltiere mit im Sarg haben will (an dieser Stelle kann man sich das Geräusch meines brechenden Herzens dazudenken).
Teil 2 folgt:

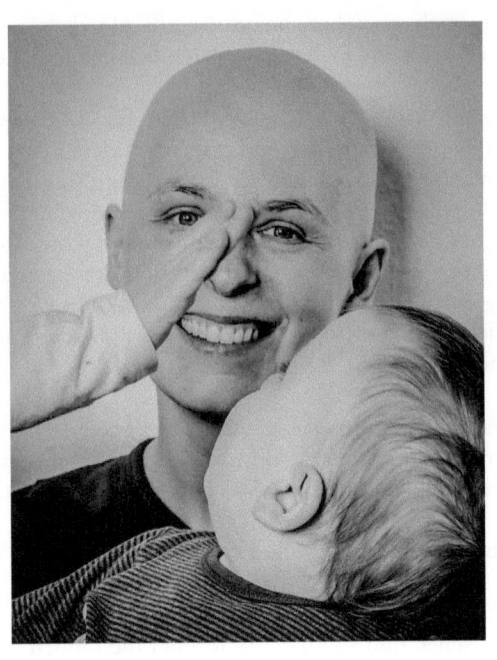

26.02.2018

#hopeistheonlythingstrongerthanfear

Teil 2...

Da ist mein Mittlerer, der meiner Brust fleißig schöne Bilder malt.

Und dann sind da die Leute, die sich mit mir auf den Boden setzen und sagen: „Das ist eine verfickte Drecksscheiße! Aber du musst durch diese Hölle nicht alleine gehen."

Und mein Mann. Der Schatz! Derjenige, der erst zwei Stunden unseren Jüngsten in den Schlaf schaukelt und sich dann nachts um 03:00 von mir sein T-Shirt vollheulen lässt.

Und die Moral von der Geschicht: Die gibt es nicht. Und das Ende ist auch noch offen.

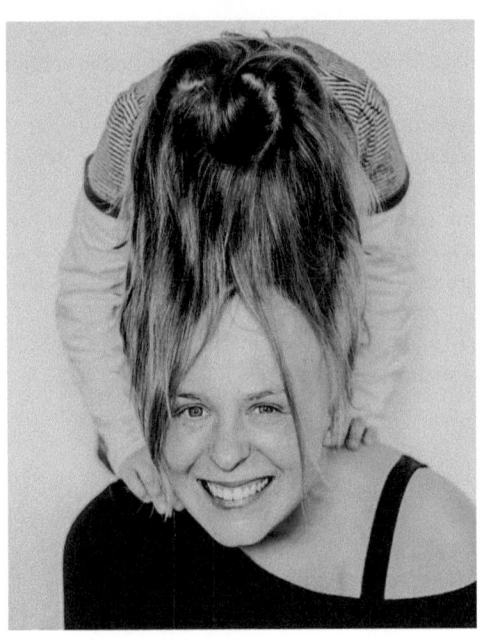

01.03.2018

#aufgehtszurchemonr9
#bildpasstnichtzumtextistaberwitzig

„Danke für diesen schönen Morgen,..." summt die 5-Jährige heut früh in ihrem Bett. Der Kleinste brabbelt augenreibend vor sich hin und der Mittlere ist noch zu müde, um sein 3-jähriges-Diktator-Ich voll raushängen zu lassen.

Ich liege noch im Bett, weil ich mich nicht entscheiden kann, ob ich den Magenkrämpfen mehr Aufmerksamkeit widmen soll oder dem Pochen in meinem Kopf. Seit gestern tut auch noch mein Mund weh, als hätte ich ihn mir verbrannt, und ich habe eine Art Phantomschmerz an der Stelle, wo sich mal die Haare befanden (WTF?!).

Mein Mann hat Augenringe bis unter die Knie, müsste sich mal wieder rasieren und bemüht sich, nicht über den Wäschekorb zu stolpern, während er ein Fläschchen warm machen geht. Ich muss mich gar nicht erst erkundigen, wie oft er die Nacht für die Kinder aufgestanden ist. Ich sehe es ihm an. Oft.
Jeder fragt ihn plötzlich immer, wie es mir geht. Kaum noch einer, wie es ihm geht.

„Das ist jetzt also unser unser Leben?", frage ich ihn. „Ja", sagt er und sieht mich mit einem so warmen Blick an.
Nicht, weil wir es so wollten. Nicht, weil irgendwer schuld ist. Sondern weil es einfach so ist wie es ist.
Ich habe mit dieser Krankheit einfach Pech gehabt. Und mit meiner Familie ganz viel Glück.

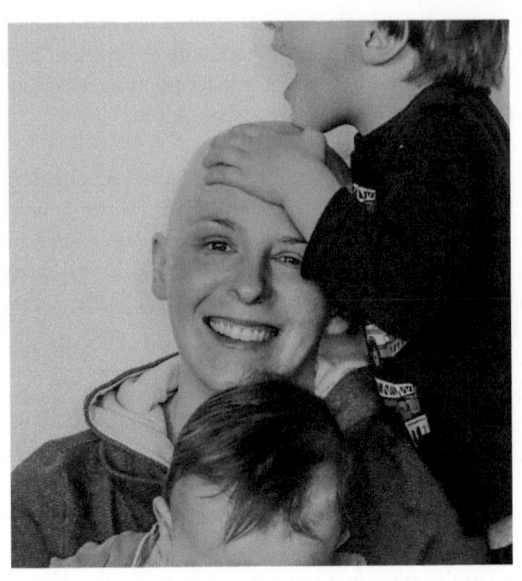

04.03.2018

#mamakönnenwirdeinenkopfalsostereibemalen
#aberklardoch

„I'm feeling sick and tired." „Das liegt an dem hochkonzentrierten Gift, das du gerade bekommst, mein Schatz."
Den Humor bei uns muss man mögen. Oder eben nicht.

Eine Bekannte erkundigte sich heute, wie mein Mann denn mit meinem Haarverlust zurecht käme (er wird es überleben, nehme ich an?).
Und dann hätten wir heute noch die Frau, die mich fragte, ob ich aufgrund der Chemo denn tatsächlich abstillen musste. Ich hätte doch bestimmt auch weiterstillen können (ähm. no way).
Ich habe einige wirklich interessante Gespräche über Leben und Tod im tatsächlichen Sinne geführt. Und ich habe mich über Themen wie Glatzenpflege, Fingernagelerhalt und „wie zum Teufel kriege ich die Krankenkasse dazu, mir die für Juni geplante OP im empfohlenen Umfang zu genehmigen?" unterhalten.

Ah. Und die Stunde, die ich im Bad verbrachte. Mit einer Milchschnitte hatte mein Magen wohl nicht gerechnet und war prompt überfordert.

Jetzt liege ich gerade neben unserem Jüngsten zum Händchenhalten. Eigentlich soll er schlafen. Stattdessen murmelt er verschwörungsmäßig vor sich hin und reicht mir seine Schnuller durch die Gitterstäbe. Normalität und Wahnsinn. Alles in Allem also ein ganz normaler Sonntag.

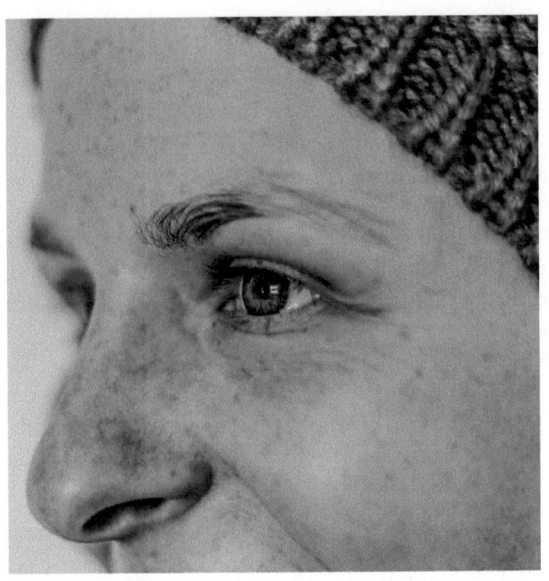

06.03.2018

#Depridienstag

„No hair today, my love has gone away.." – noch jemand hier, der Songtexte situationsbezogen umdichtet und als Ohrwurm benutzt?

Eigentlich wollte ich eine lustige Geschichte darüber schreiben, wie mein Onkologe meine Brust als Luftballon bezeichnet hat, bei welchem man nach dem Abstillen sinnbildlich mit einer Nadel reingestochen und die Luft rausgelassen hat. Und wie er davon sprach, dass die Pathologie meine Brust „in viele schöne Streifen" schneiden wird. Und ich wollte betonen, wie cool ich bin, weil ich seinen Humor tatsächlich teile.

Aber dann liefen mir beim Schreiben die Tränen. Und ich frage mich WAS ZUR HÖLLE IST SCHIEFGELAUFEN, dass ich diesen kack Krebs bekommen habe? Gott? Karma? Schicksal?

Ich glaube die Antwort lautet: Ich habe einfach Pech gehabt. Und das ist schwierig zu akzeptieren. Dass es keinen Grund gibt. Und dann sitze ich hier mit der ganzen Wut und der Verzweiflung im Bauch. Und ich kann nichts anderes tun, als aus- und einatmen und die Situation so zu lassen wie sie ist.

Mit allen Problemen im Leben bisher bin ich selber fertig geworden. Weil es in meiner Hand lag Situationen zu beeinflussen. Jetzt fühle ich mich machtlos. Weil es eben nicht mehr in meiner Hand liegt. Und worauf soll ich vertrauen, wenn ich an keinen Gott glaube?

Statt einem weiteren Glatzenfoto gibt es jetzt ein Lachfaltenfoto. So!

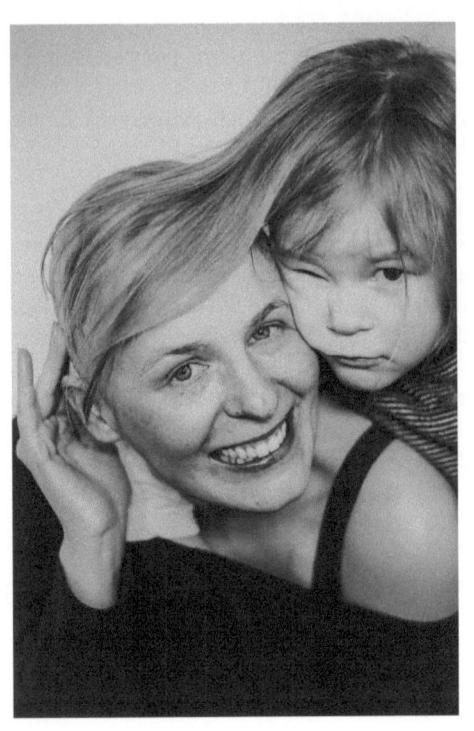

07.03.2018

#kuscheltiertagrocks

„Nur noch zwei Tage." Die Augen meiner Tochter strahlen mich an und sie presst aufgeregt ihre Hände aneinander. „Dann ist Kuscheltiertag im Kindergarten", was nichts anderes bedeutet, als dass die Kinder an diesem Tag ihr Kuscheltier mit in die Kita nehmen können. Whoohooo. Nichtsdestotrotz war ich ganz gerührt, dass meine Tochter sich über diese Banalität so freuen kann.

Und dann habe ich darüber nachgedacht. Es ist gar keine Banalität für sie. Ich selber habe die Einordnung in „Äh, schön für dich, aber erwachsen gesehen ist das irgendwie pillepalle" vorgenommen.

Und ich habe wieder gemerkt, wie viel ich von meinen Kindern lernen kann. Und wie wertvoll ihre kindliche Freude und Achtsamkeit ist. „Hey Mama, guck mal. Gestern war die Blume noch kleiner und jetzt ist sie gewachsen."
DANKE. Danke, dass ihr mich auf die Dinge aufmerksam macht, die ich sonst übersehen würde. Auf die vermeintlich kleinen Dinge, die eigentlich gar nicht klein sind, sondern in ihrer Summe das Leben bedeuten. Danke, dass ihr mich darauf hinweist, was für schöne Steine eigentlich am Wegesrand liegen. Danke, dass ihr mich daran erinnert, wie wichtig es ist zu spielen. Wie wichtig es ist, die eigenen Gefühle in der vollen Bandbreite auszuleben. Und danke, dass ihr nicht müde werdet, mich täglich an all dies zu erinnern, wenn ich es wieder einmal vergessen habe.

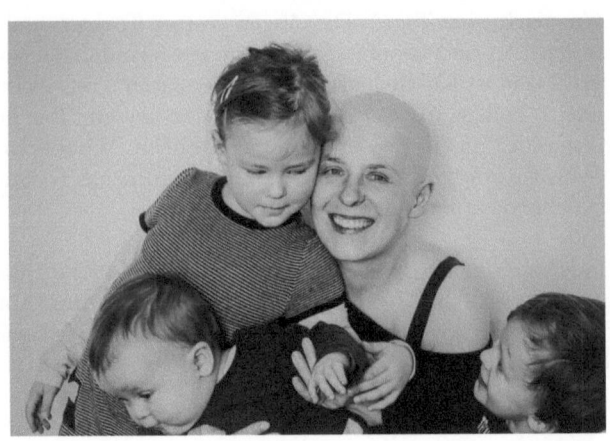

08.03.2018

#aberdaskanndochjederlesen
#jasolljaauchsosein

„Warum schreibst du deine Gedanken öffentlich auf?" Weil sie raus müssen. Weil sie einsam in meinem Kopf zu schwer sind.

Weil ich mich vernetzen möchte. Weil ich Leute in ähnlichen Situationen kennenlernen möchte. Leute, die mich mit ihrer Sicht auf die Dinge bereichern oder inspirieren. Oder zum Lachen bringen. Oder zum Weinen.

Weil mich das Schreiben dazu anregt, angefangene Gedanken zu Ende zu denken und auf den Punkt zu bringen. Das hilft mir.

Vielleicht auch ein wenig, weil ich verstanden werden möchte. Weil ich gehört werden möchte.

Ich bin nicht nur der Mythos Krebs. Ich bin so viel mehr.

Ich liege nicht in einem dunklen Zimmer und verstecke mich vor der Welt. Ich habe so viel Leben in mir. Das möchte ich zeigen. Und vielleicht auch durch das Geschriebene konservieren, nur für den Fall, den ich jetzt nicht zu Ende denken mag.

Es geht mir nicht darum zu gefallen. Ich gefalle mir nämlich schon selber ganz gut. Meistens zumindest. Ich schreibe für mich. Und hoffe dabei auch, dass es irgendjemanden berührt. Dass irgendwer durch irgendeines meiner Worte auch neue Impulse erhält.

Achtsamkeit und Dankbarkeit waren schon vor der Erkrankung in meinem Alltag integriert. Aber vielleicht habe ich nun unfreiwillig einen schärferen Blick auf das Leben erlangt. Sich einzugestehen, dass das Leben endlich ist, ist schwer. Für jeden.

Vielleicht werde ich auf meinem weiteren Weg auch Akzeptanz und Geduld lernen. Und vielleicht hilft mir das Schreiben dabei.

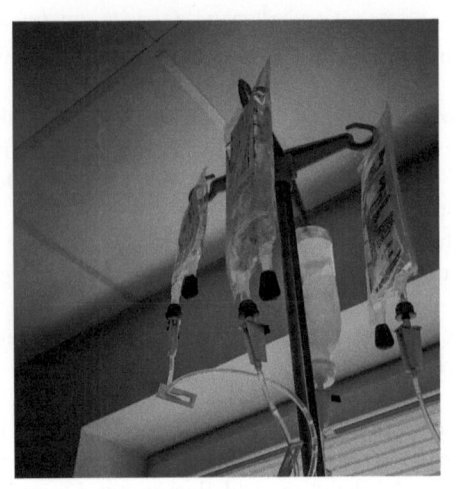

08.03.2018

#esistwieesist

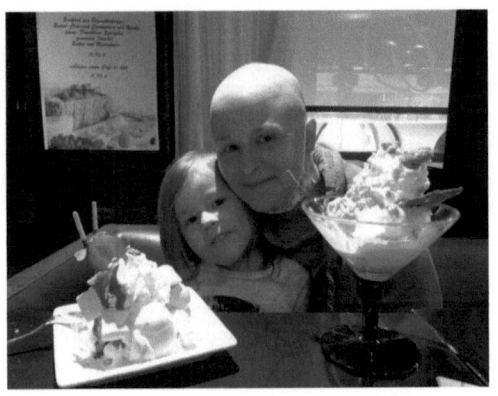

Es war kurz vor Weihnachten, als meine Gynäkologin meinem verdutzen Mann und mir beim Anblick der Mammographie-Bilder weinend in die Arme fiel. Mein Mann mit unserem Jüngsten auf dem Arm und rechts und links neben uns die beiden Großen.

Es war auch kurz vor Weihnachten, als eine Ärztin im Brustzentrum auf meine Frage „Werde ich es überleben?" mit „Ich weiß es nicht" antwortete.

Es war der 27.12, als ich stationär zum Legen des Ports und für die Staging-Untersuchungen aufgenommen wurde.

An diesem Tag erklärte mir die Psycho-Onkologin, dass mir am Folgetag auch der Wächterlymphknoten entfernt werden würde. Dies könne zu einer Verbesserung der Überlebenswahrscheinlichkeit führen, weil man so einen möglichen Befall der Lymphknoten schon frühzeitig erkennen könne. Nach kurzem Blättern in meiner Akte ergänzte sie „Ach, ne. Bei Ihnen wird das nicht gemacht. Ihre Lymphknoten sind ja eh schon befallen."

Arschkarte.

Am selben Tag wurde mir außerdem gesagt, dass man das Gerät für das Knochenszinti aus Kostengründen über die Feiertage nicht für mich als einzige Patientin anwerfen würde. (ticktack ticktack)

Heute bekomme ich Chemo Nr. 10. Diesmal wieder das Gesamtpaket samt Anitkörpern. Ich werde es mir also für einige Stunden hier gemütlich machen.

Noch drei Wochen dann geht es weiter mit EC (auch genannt „rot-weiß" oder „red devil").

If you are going through hell, keep going.

PS: Ich hatte übrigens ein schönes Weihnachten. Und war heute Morgen eine Stunde mit dem Hund meines Vaters im Wald spazieren (der Geruch von frisch gehacktem Holz!). Weil das Leben weiter geht. Trotz allem. Wegen allem.

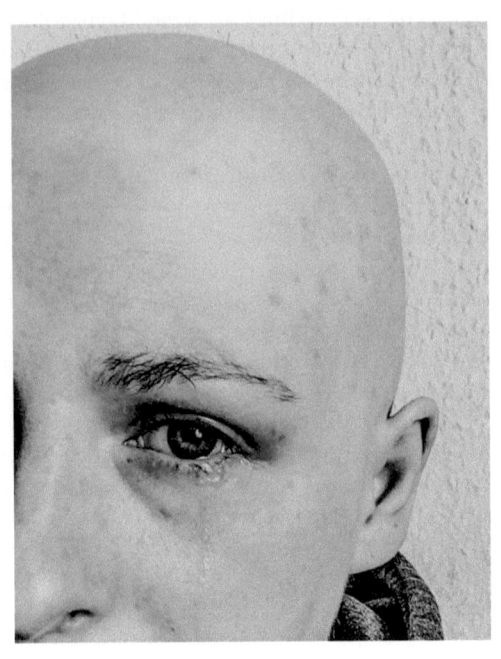

10.03.2018

#krebssolltenureinsternzeichensein

Ich war heute so unendlich traurig. Mein Mann hatte sich die Kinder zu einem Ausflug in den Dinopark geschnappt. Ich konnte nicht mit. Ich lag mit Rückenschmerzen und Übelkeit im Bett. Und habe nur geweint.
Einen ganzen Nachmittag.

Ich habe neulich in einem Comic ein Männchen gesehen, das nicht weinen konnte und bei dem sich die Tränen deshalb im Bauch verklumpt hatten. Weinen ist gut.
Ich habe so lange geweint bis ich keine Tränen mehr hatte. Jetzt ist es besser. Jetzt habe ich wieder Platz für
Neues.

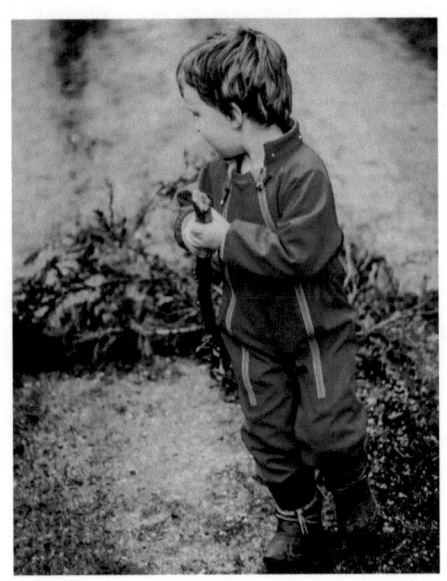

12.03.2018

#TommyundAnnika:
#DerSturmwirdimmerstärker
#Pippi:
#Dasmachtnichts.Ichauch
#AstridLindgren

Mein Lieblingszitat vor einigen Jahren lautete „Am Ende wird alles gut. Und wenn es nicht gut ist, dann ist es noch nicht das Ende."

Mittlerweile mag ich es nicht mehr. Weil eben nicht immer alles gut wird. Nicht alle Geschichten haben ein Happy End. Zu viele Menschen mussten gehen, obwohl vor ihnen noch ein ganzes Leben lag. Und Erklärungsansätze wie Schicksal oder Gott scheitern bei mir kläglich.

Ich bin heute irgendwie abgeklärter. Vielleicht ehrlicher. Ganz sicher unromantischer. Auch ängstlicher.

Gestern waren wir im Wald. Mein Mann erklärte meinem Sohn auf Nachfrage, dass er mich später nicht heiraten könne. Es flossen dicke Krokodilstränen.

Der kleine Mann mit den wild abstehenden Haaren, seiner Narbe über dem linken Auge und dem abgebrochenen Eckzahn. Dieses authentische, süße kleine Wesen, welches ich meinen Sohn nennen darf (abends nach einem langen Tag beschreiben wir unseren 3jährigen Grumpy allerdings meist mit anderen Attributen.)

In Momenten wie diesen wird mein Herz auf eine Weise gerührt, die mich wissen lässt, warum ich am Leben bin. Und wenn es meine einzige Aufgabe auf dieser Welt gewesen wäre, meinen Sohn in diesem Moment zum Lachen zu bringen, dann hätte mein Leben verdammt nochmal Sinn gehabt.

Nein, ich sehe nicht den Sinn in allem, was mir das Leben vor die Füße knallt. Aber ich sehe den Sinn in so vielem.

Meine Tochter fragte neulich, ob ich noch leben würde, wenn sie selber Kinder bekäme. Holy shit. Ja. Das will und werde ich. Irrtum ausgeschlossen.

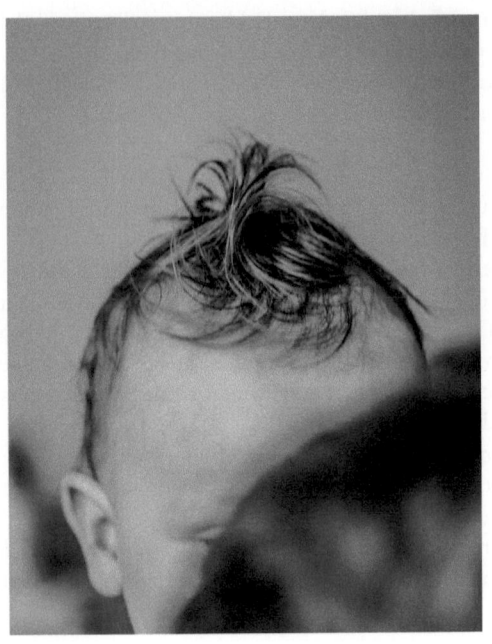

14.03.2018

#gowheretheflowis
#pleasedonotfeedthefears

Was man auf dem Foto sieht: Der 10 Monate alte Sprössling hat mehr Haare auf dem Kopf als Mama und Papa zusammen.

Was man auf dem Foto nicht sieht: Wie er meinen Mann anhimmelt und versucht diesen nachzumachen während dieser Grimassen schneidet.

Was man auf dem Foto auch nicht sieht: Wie ich mit der Kamera um die beiden herumhüpfe mit der Mission einen schönen Moment einzufangen.

Vor ein paar Jahren fing mein Mann an, mir seine Spiegel-reflexkamera zu erklären. Mittlerweile (ja, das hat gedauert) habe ich das Meiste verstanden.
Wenn ich Fotos mache, möchte ich keine Gesichter, die erstarrt in Richtung Kamera blicken und auf den Moment warten, an dem sie sich wieder frei bewegen dürfen.

Ich möchte mitten im Geschehen sein. Gefühle, Situationen, Beziehungen, Stimmungen wahrnehmen und festhalten.
Das Beste dabei: Ich komme während des Fotografierens in einen Flow. Ich bin im Jetzt. Nicht in der Vergangenheit. Nicht in der Zukunft. Sondern genau im Moment. Das ist sehr wertvoll für mich.

Meine Schwägerin meinte neulich beim Babyfotoshooting zu mir „Ist es nicht unbequem da im Hundekörbchen zu liegen?" und ich stellte fest: Ich liege im Hundekörbchen.
Egal. Der Winkel zum Fotografieren war von dort einfach ideal.

By the way:
Morgen ist Chemo Nr. 11.
Diesmal werden meine Finger dabei eingepackt, um Nervenschäden vorzubeugen. Letze Woche hatte ich einige Tage taube Finger und brauchte selbst zum Wasserflaschenöffnen die Hilfe meines Mannes.

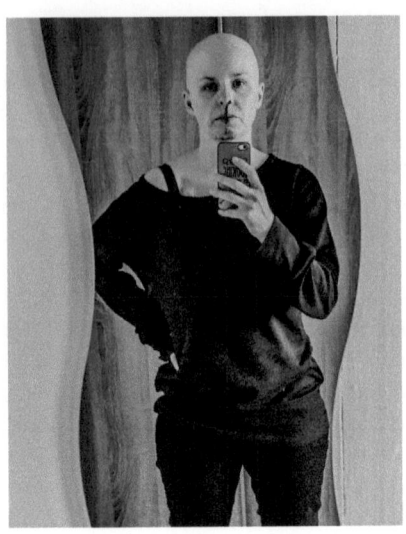

15.03.2018

#damusstdudirschonwasbessereseinfallenlassen
#duschlägstwieeinmädchen

Meine Nasenschleimhäute scheinen (Achtung, Wortspiel;)
die Nase voll zu haben und beginnen zu rebellieren. Ok,
dann halt auch das noch. Um mich zu schocken, braucht es
mittlerweile schon etwas mehr als ein wenig Nasenbluten.

Gestern hatte ich einen Arzttermin. Die Ärztin fragte, ob ich
denn noch Haare hätte. Ich nahm die Mütze ab und sagte
„Nö, keine mehr da". Sie antwortete, dass sie mich trotzdem
wunderschön findet.
Und ich dachte nicht „Ach, ist ja nett, dass sie das sagt",
sondern ich dachte mir „recht hat sie". Meinem
Selbstbewusstsein scheint der Krebs also bisher nicht geschadet zu haben ;)

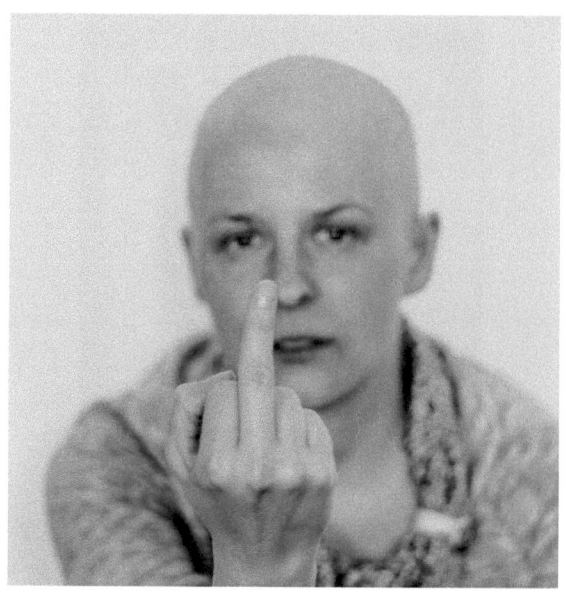

15.03.2018

#the.greatest.fuck.you.cancer.is.a.life.well.lived

Das Leben ist wie es ist und es trägt definitiv nicht die Farbe rosarot.

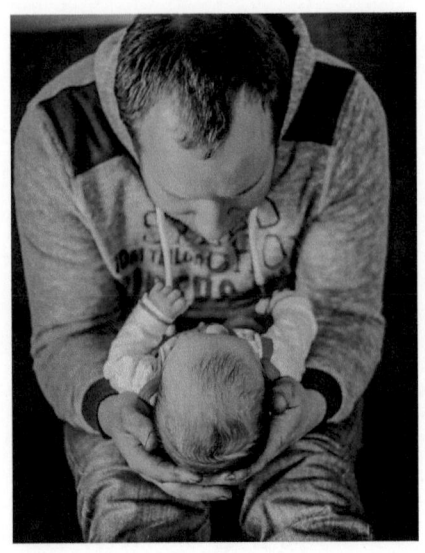

18.03.2018

#manwirdwunderlich

Der Moment, in dem ich aufgrund tauber Finger am Öffnen einer stinknormalen Tupperdose scheiterte, es schließlich doch noch hinbekam und der Inhalt dann nach Pappe schmeckte: eine Mischung aus Verwunderung, Selbstmitleid und verrücktem Lachen.
Aber, focus on the good:

Gestern durfte ich Familienfotos mit meinem Bruder und meiner im Januar geschlüpften Nichte machen. So schön. So faszinierend. Mein kleiner Bruder ist jetzt ein Papa. Fast hätte ich gesagt „dass ich das noch erleben darf...";)

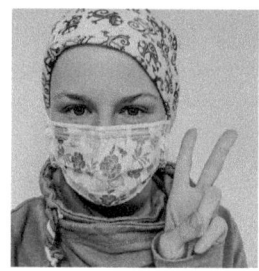

20.03.2018

Meine Psyche spielt mir Streiche.

Gestern war ich in einer Buchhandlung. Ich schreibe für meine Kinder gerade selber eine Geschichte über das Thema Tod. Also kindgerecht aufgearbeitet. Und ich wollte mir hierfür Impulse holen. In der Kinderbücherecke standen die das Thema betreffenden Bücher soweit oben in einer Ecke, dass ich als normal große Frau nicht herankam. Und ich wurde auf einmal so traurig. Weil ich überhaupt an diese fucking Bücher kommen wollte. Keine Mutter sollte jemals in der Buchhandlung stehen müssen und in der Kinderbuchecke nach Büchern Ausschau halten, die sich mit dem eigenen Tod befassen.

Dann lief da noch so ein vielleicht 1,5jähriger Steppke rum. Und ich fragte mich, ob ich es noch erleben werde, meinen Jüngsten so rumlaufen zu sehen.

Ein anschließendes Gespräch bei meiner Psychonkologin (sie ist Gold wert!) erdete mich wieder.
Mein Sohn wird nächsten Monat 1 Jahr alt. NATÜRLICH werde ich ihn laufen sehen.

Mir hat der Satz gestern sehr geholfen „Frau F., das Thema Tod ist bei Ihnen gerade nicht dran". Gestern nicht. Heute nicht. Und hoffentlich die nächsten Jahrzehnte nicht.

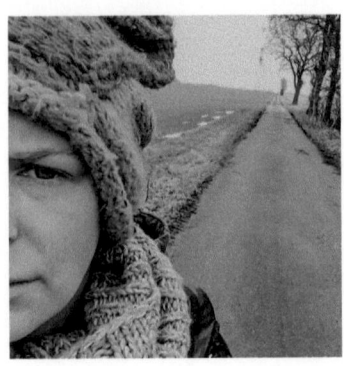

23.03.2018

#derKrebsmachtosterurlaub
#undFrauchenwirdplemmplemm

Ich kämpfe seit gestern ganz arg mit dem Gefühl der Ohnmacht.
Gestern lief Chemo Nr. 12. Nächste Woche sollte es mit EC losgehen, aber die Chemo wird ausfallen und auf nach Ostern verschoben werden. Grund: Der Arzt ist im Osterurlaub.

Mein Krebs denkt sich doch aber nicht „Hey es ist Ostern, erstmal ein bisschen chillen und die Beine hochlegen". Dadurch, dass sich die Chemo nun verschiebt, wird sich die OP um drei Wochen (wegen Sommerurlaub der operierenden Ärztin) verschieben.
Medizinisch alles kein Problem, sagt der Arzt.
Eine mittelschwere Katastrophe, sagt mein Kopf.

Und wieder mal kann ich nichts anderes tun als einzuatmen und auszuatmen.
Ich hab das Gefühl, vor mir liegt ein Marathon und ich habe Probleme den ersten Kilometer zu schaffen.

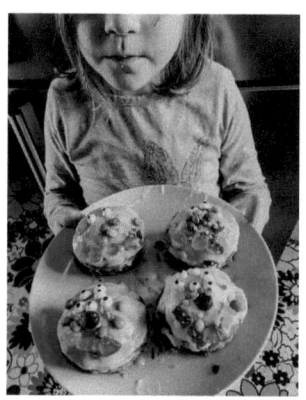

25.03.2018

#monstermuffins
#schmecktirgendwiekomischmama

Meine Tochter hat einen Hang zur inflationären Verwendung von Zuckeraugen (und einen Kratzer von ihrem Bruder im Gesicht).

Wir haben Mohrrüben-Muffins gebacken, und ich kann endlich wieder lachen. Die letzten zwei Tage war ich so giftig zu den Menschen um mich herum. Das tut mir wirklich leid.

Ich will doch diesen Kackkrebs loswerden. Und dann wird meine wöchentliche Dosis Gift wegen Osterurlaubs des Docs einfach verschoben. Das fühlte sich so an, als müsse meine Gesundheit mit seinem Osterurlaub konkurrieren. Ich rief ihn - jetzt wird es etwas peinlich - sogar samstags weinend auf seinem Handy an und bettelte darum, die Chemo wie ursprünglich vorgesehen zu bekommen.

„Ich verstehe, dass das psychisch für Sie schwer ist, aber Sie werden es überleben. Das und den Krebs auch!"

Und jetzt will ich mir eine Scheibe abschneiden von seinem Optimismus.

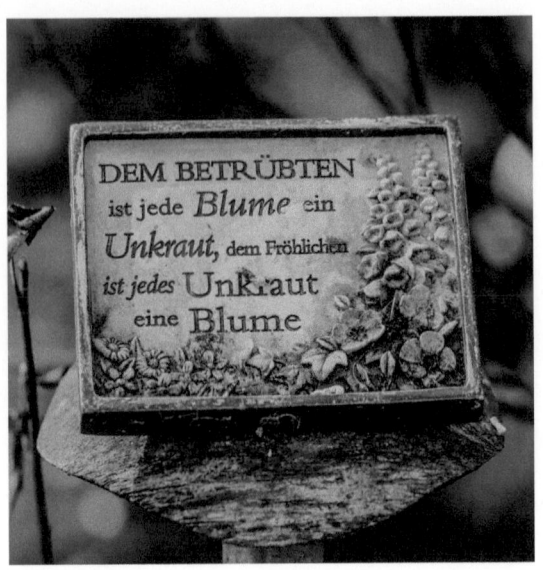

26.03.2018

#herzensmenschen

#what.is.the.most.important.thing.you.have.done.this.year?
#survived

Ihr lieben Menschen, die auch vorher eure Alltagssorgen mit mir geteilt habt:

Bitte macht das auch weiterhin. Auch wenn ihr vielleicht das Gefühl habt, dass die meisten eurer Sorgen neben dem Krebs abkacken. Darum geht es nicht. Und es gibt auch keine Waagschale für die Gewichtung von Problemen - jedenfalls keine geeichte;)

Ich fühle mich einsam, wenn ich ausgeschlossen werde; wenn einige mich plötzlich nicht mehr mit ihrem Kram „belästigen" möchten. Mein Tag dreht sich - zum Glück - nicht 24 Std täglich um Krebs. Da ist auch Raum für Normales, für vermeintlich Triviales, für all das, was das Leben in seiner Summe eben ausmacht. Für Freundschaften - alte und neue. Für Tiefgründiges. Für Blödsinn. Für Lautes und für Leises.

Mein Alltag geht auch weiter: Ich ärgere mich immer noch über steinalte, fahruntähige Autofahrer und ich finde es blöd, dass meine Lieblingsseife seit Wochen ausverkauft ist. Normale Probleme, die ich vorher hatte und weiterhin habe.

Es ist ok, wenn euch das Thema überfordert und ihr deswegen Abstand haltet. Es ist nicht ok, wenn ihr dies tut, weil ihr meint, ich interessiere mich nicht mehr für eure Probleme. I do.

(Das Foto stammt aus einem „wilden Garten", den ich gestern mit meiner Tochter entdeckt habe. Der Spruch gefiel mir)

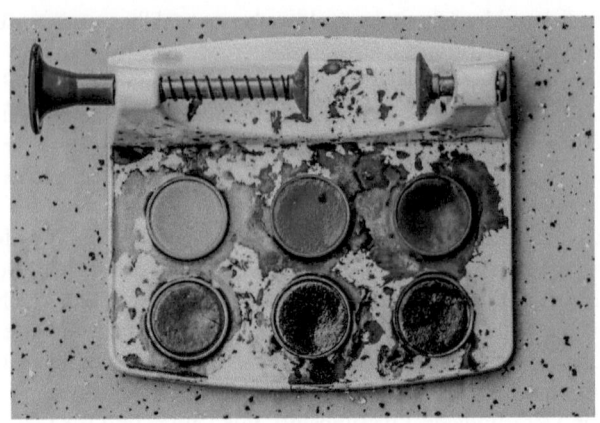

28.03.2018

#when.people.ask.you:
#what.do.you.do?
#I.say:
#whatever.it.takes

Ich werde ca. 50 mal täglich daran erinnert: Noch vier mal schlafen, dann kommt der Osterhase. Deswegen haben wir gestern Abend Eier bemalt.

Die Farbpalette ließ mich an einen Facebookpost einer Freundin von vor etwa drei Jahren zurückdenken. Ihr Mann hatte sich das Leben genommen. Auf dem von ihr geposteten Foto war der Spruch „Nicht jeder Tag war rosarot, aber zusammen waren sie bunt". Mich hatte das sehr berührt. Noch mehr berührt mich, dass diese Frau und ihre Kinder heute glückliche Menschen sind. Sie ist nicht daran zerbrochen.

Und ich habe sie gefragt, wie sie das gemacht hat. Was macht man, wenn einem das Leben einfach nur einen Haufen Grütze vor die Füße knallt?
Und wenn man auf die Frage nach dem Warum keine Antwort bekommt?

Ihre Antwort kurzgefasst:
Man weint. Man ist wütend. Man flucht. Und dann nimmt man die Situation, so verkackt sie auch ist, hin. Denn wem die Scheiße bis zum Hals steht, der sollte nicht auch noch den Kopf hängen lassen.
Und man braucht Humor. Am besten schwarz wie die Nacht.

Erwarte nicht, dass das Leben gerecht ist. Nutze den Mist, wenn möglich, als Dünger für was anderes. Und ja, du darfst es scheiße finden. Es ist nämlich richtig scheiße. Aber du brauchst deswegen nicht das ganze Leben scheiße finden. Und auch wenn man nicht weiß, wie etwas ausgehen wird, so lässt es sich mit Hoffnung besser ertragen als ohne. Und wenn du Hilfe brauchst, musst du danach fragen.

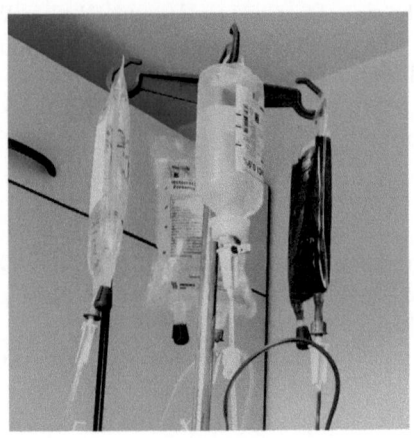

29.03.2018

#chemo #Epirubicin #Cyclophosphamid

get the party started.

Heute läuft doch schon die erste Chemo mit EC. Das Pac-litaxel hatte ich ja relativ gut vertragen; zumindest rückbli-ckend in der Summe gesehen und gemessen an dem, was ich erwartet hatte.

Ich habe heute früh fleißig die Antibrechmittel und das Kor-tison genommen und die Knochenmarksspritze lagert schon im Kühlschrank (Beipackzettel: „Bei einigen Patienten führ-te ein Milzriss zum Tod" - Memo an mich: aufhören Bei-packzettel zu lesen).

Eben gab es noch eine Spritze a la „irgendwas, was die Blase schützen soll", und nun harre ich der Dinge, die da kommen.

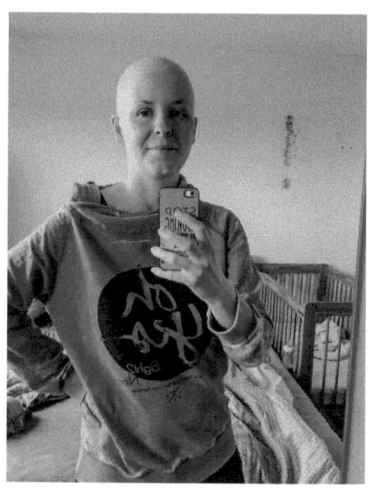

30.03.2018

One day after EC. Ich stehe noch.

Ich bin heute Morgen aufgewacht und habe erstmal einen Körpercheck gemacht: bislang keine größeren Ausfallerscheinungen.

Heute Nachmittag gibt es noch die Spritze fürs Knochenmark. Ich zittere ein wenig davor.

Mein Mann macht heute mit allen drei Kindern einen Ausflug, damit ich mich wieder hinlegen kann. Ich habe keine Ahnung, woher er die Kraft nimmt. Letzte Woche hat er das ganze 24h-Kinderprogramm trotz eigenem Fieber durchgehalten. Und trotz eigener vorhandener Behinderung.

Ich weiß, ich sage es ihm viel zu selten, aber er ist wirklich mein Superman! Und es führt mir wieder vor Augen: Der Krebs betrifft nicht nur mich, sondern meinen Mann und meine Kinder ebenso. Und DAS macht mich richtig wütend. Wir hätten was Anderes verdient. Jawohl!

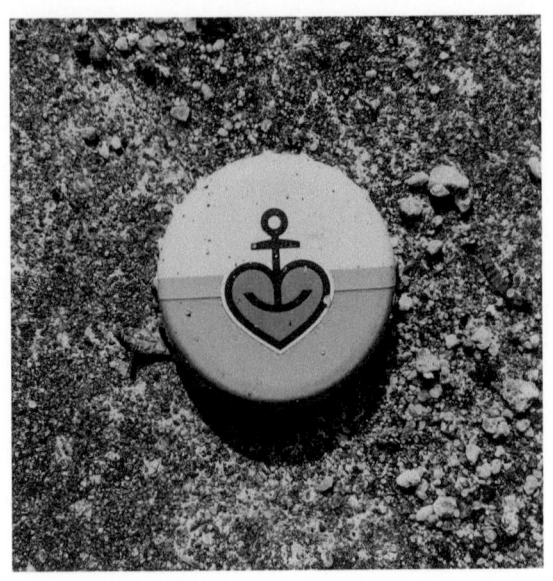

01.04.2018

#schlaflos
#gleichkommtderosterhase
#undmitdenerstensonnenstrahlenkommtderoptimismuszurück

„Nachts sind alle Katzen grau."

Ich liege hier seit zwei Stunden. Mein Körper schreit nach Schlaf, und mein Kopf malt sich grausige Szenarien aus: Möchte ich nach meinem Tod verbrannt werden? Welche Unterstützung kann ich für die Kinder und meinen Mann organisieren? Und lauter Fragen dieses Kalibers.
Fragen, die sich eine Mutter nie stellen sollte. Aber ich bekomme das Kopfkino gerade nicht zum Stillstand.

Vor ein paar Tagen fand ich diesen Kronkorken in der Gosse.
Ich offenbare bestimmt großes Unwissen, aber ich habe dieses Logo noch nie vorher gesehen. Ich habe keine Ahnung, ob es eine bekannte Marke ist. Ich finde das Symbol so schön.

Gestern bin ich wieder vorbeigegangen und er liegt da noch immer. Vielleicht sollte ich ihn aufheben, aber ich finde, er pimpt den grauen Gehweg so schön auf.
Ich musste bei dem Logo daran denken, dass das, was man im Herzen hat niemals sterben kann, weil es dort fest verankert ist.

Ich bin mit meinen noch offenen Glaubensfragen noch lange nicht am Ende angelangt. Aber ich glaube mittlerweile, dass Liebe eine so starke Energie ist, dass an dieser auch der Tod nichts ändern könnte. Ein wenig tröstender Gedanken in dieser ansonsten wenig tröstenden Nacht.

Um mich herum schnarchen mein Mann und mein Jüngster um die Wette. Und ich bin zerrissen zwischen Dankbarkeit, was ist, und Furcht vor dem, was möglich wäre.

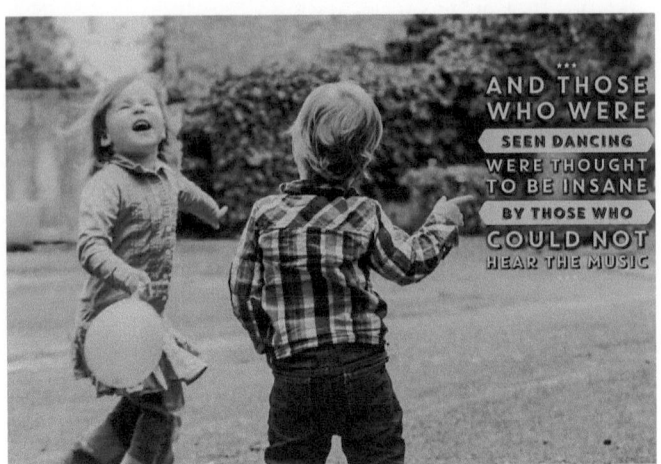

Das Bild hat mein Mann vor zwei Jahren gemacht. Es hängt bei uns an der Wand.
Immer, wenn ich dieses Foto sehe, berührt mich diese Unbeschwertheit. Dieses Versunkensein im Jetzt. Nichts anderes zu wollen, als genau diesen Moment.

Mich hat die letzte Chemo ganz schön runtergezogen. Die Psyche litt mehr als der Körper.
Heute konnte ich zum ersten Mal seit Tagen wieder Frieden fühlen. Sonnenstrahlen, es roch nach Blumen, die beiden Großen waren auf einem Trampolin und der Jüngste futterte Weintrauben. Mein Mann neben mir auf der Bank. Und in mir: Friede. Ruhe. Freiheit.

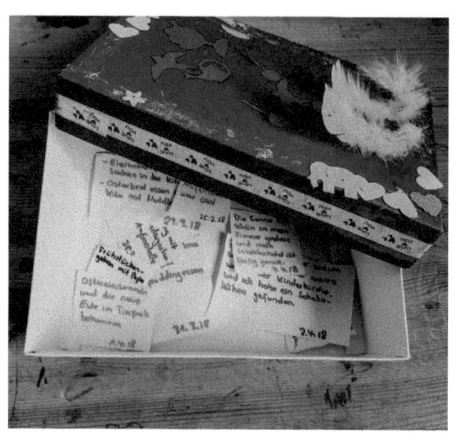

05.04.2018

collect moments not things.

Mit meiner Tochter habe ich eine Kiste gestaltet. Wir schreiben abends immer das auf, was ihr an dem Tag besonders gut gefallen hat.
„Erinnerungskiste" nennen wir es.
Der Plan:
Wenn man mal traurig ist, kann man die Zettel aus dieser Kiste anschauen und sich die jeweiligen positiven Gefühle wieder hervorrufen, die man mit dem Ereignis verbunden hat.
Ich habe gestern beschlossen, mir auch so eine Kiste zu basteln. Weil das Leben ein Geschenk ist, auch wenn es nicht immer in Geschenkpapier eingewickelt ist. Und weil ich das manchmal vergesse. Und weil dieser kack Krebs ja für irgendwas gut sein muss. Also übe ich mich mehr in Demut und Dankbarkeit. Weil sich das besser anfühlt als Verzweiflung und Wut.

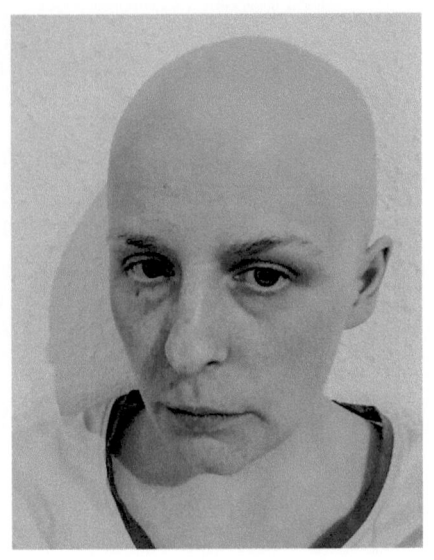

05.04.2018

#waldforpresident
#derGeististwilligaberdasFleischistschwach

Zustand eine Woche nach erster Chemo mit EC:
Es fühlt sich an wie ein 24std andauernder Kater. Und zu der Party vorher war man nicht eingeladen.

Hin und wieder wird das Ganze gespickt mit Taubheitsgefühlen und Rückenschmerzen. Und zwar solchen, die einen nicht in den Schlaf finden lassen und den Fokus auf irgendwas anderes erschweren.
Und die Stimme in meinem Kopf, die mir ab und zu zuflüstert „Das ist doch alles nicht fair." Dann spüre ich manchmal einen Anflug von Verbitterung. Das ist eine Charaktereigenschaft, die ich mir wirklich nicht aneignen möchte. Weil sie nicht glücklich macht. Da gelingt es mir bisher aber auch immer gegenzusteuern.

Ich fasse zusammen:
Chemo ist kein Ponyhof. Und das Leben interessiert sich nicht dafür, was ich fair finde und was nicht. Realität sucks.

Challenge für heute:

Mit Kind und Kinderwagen einen Waldspaziergang machen. In der Natur fühle ich mich gerade etwas vereinter und versöhnter mit dieser Welt.

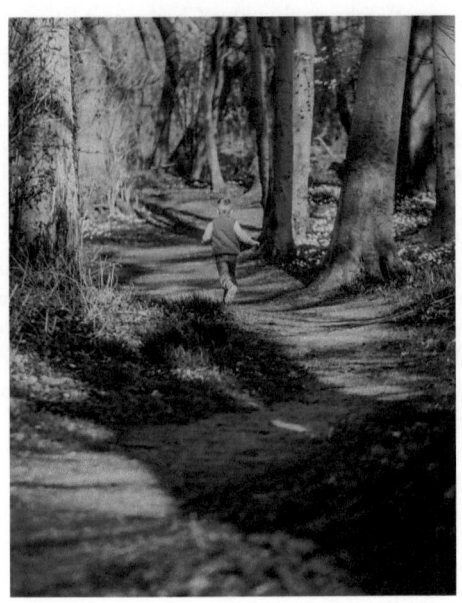

08.04.2018

Du schlenderst durch den Wald und deine Gedanken sind so offen für all das, was dir begegnet. Deine Phantasie ist noch so weit. Natürlich könnten in diesem Wald Zauberer mit Sternenumhang wohnen und eine kleine Elfe könnte vor deiner Nase unseren Weg kreuzen. In deiner Welt ist noch alles möglich.
Das Schlimmste, was du dir vorstellen kannst, ist ein Räuber, der dir all dein Spielzeug klauen könnte.

Deine Welt ist so unbeschwert und so rein. Eine Welt, in der immer das Gute siegt und an deren Tagesende man zugedeckt wird und einen Kuss auf die Stirn bekommt.

Ich wünsche mir von Herzen, dass du dir den Blick auf das Schöne im Leben bewahren kannst. Die Welt ist voller Möglichkeiten und ich glaube daran, dass du dich traust, immer den Weg zu wählen, der das meiste Glück verspricht.

Und ich wünsche dir, dass du dieses Glück in der Beziehung zu Menschen suchst, nicht in Dingen. Das ist nachhaltiger.

In Menschen, die dich durch ihr Dasein bereichern und die du durch dein Wesen, welches im Kern immer vollkommen sein wird, bereichern darfst.

Bewahre dir dein Erstaunen über diese Welt. Sie steckt so voller Wunder. An jedem einzelnen Tag. Auch wenn es manchmal schwerfällt, sie zu sehen.

Werde nicht verbittert, wenn Menschen oder Umstände dich enttäuschen. Auch wenn etwas völlig schiefläuft, so kannst du meist daraus lernen und daran wachsen.

Und bitte, bewahre dir deine Klarheit hinsichtlich deiner Gefühle und Bedürfnisse. „Mama, ich bin traurig. Bitte tröste mich." Viele Erwachsene haben sowas vermeintlich Einfaches verlernt.

Ich kann dir nicht alle Enttäuschungen abnehmen und dich nicht vor Schmerzen oder Verlusten bewahren. Aber ich kann dir versichern, dass es sich alles lohnt, und dass Momente dein Leben bereichern werden, die entschädigen und die dich eins mit der Welt werden lassen.

Alles, was du für das Leben brauchst, trägst du bereits in dir. Und ich bin gesegnet, dich begleiten zu dürfen.

Du bist ein Riese, Max.

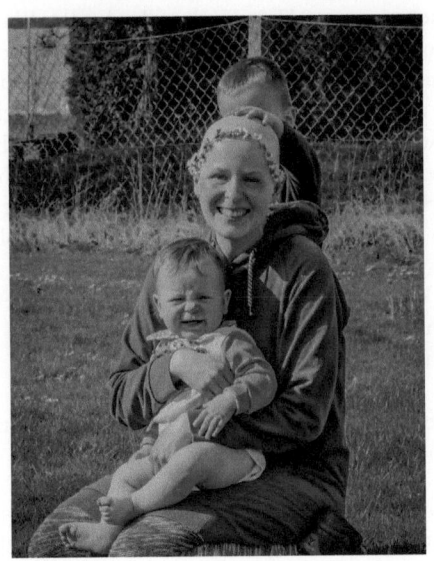

#antagenwiediesen

Wenn der jetzige Moment alles ist, was wir haben, dann müssen wir ihn nehmen und perfekt machen.
Das war meine Erkenntnis des Tages und das, was ich heute tatsächlich auch umsetzen konnte.

Die Erkenntnis meines Sohnes war: „Wenn die Sonne scheint, muss man Eis essen".

Und ich weiß jetzt nicht, wer von uns heute den weiseren Schluss gezogen hat.

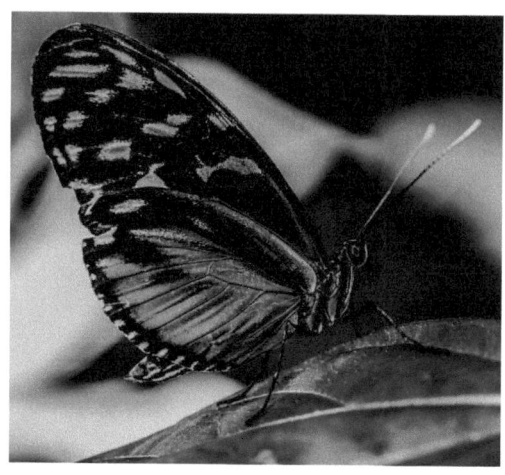

08.04.2018

#diebestenhashtagsschreibtdasleben

Das Foto ist von gestern. Ich experimentiere gerade mit einem Makro-Objektiv. Mein Tag heute war wunderschön. Ich habe bereichernde Gespräche mit Menschen geführt, die mir sehr tiefe Einblicke in ihr Leben gewährt haben. Vorher habe ich noch im botanischen Garten in der Sonne gesessen.

Konzertkarten habe ich heute auch gekauft. Und gelacht. Und Pläne geschmiedet.

Fazit des Tages: Life could be worse.

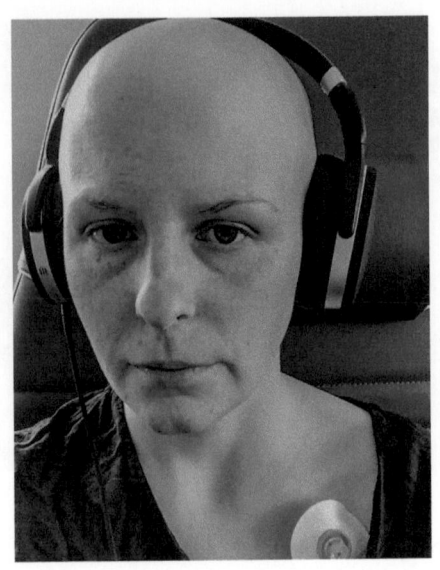

11.04.2018

#cancersucks
#chemosucks
#camparisucks

hey ho, let's go!

Chemo Nr. 14 und die 2. mit EC.

Geschmacksaversionslernen am eigenen Leib:
Bereits der Anblick des roten Chemo-Beutels genügt, um bei
mir Übelkeit zu verursachen.
Neulich redete jemand über Campari und mir wurde ganz
flau. Mein Gehirn assoziierte:

Campari = knallrot = Chemo = Übelkeit.
Die menschliche Psyche ist so faszinierend!

Die letzte Chemo hat tatsächlich erst nach zwei Tagen so
richtig reingehauen und ich habe nun eine Erklärungshypo-
these dafür:
Vor und nach der Chemo nehme ich Kortison. Das pusht
Körper und Psyche erstmal. Wenn es dann kein Kortison
mehr gibt, müssen meine träge gewordenen Nebennieren
erstmal schnallen, dass sie nun wieder ran müssen.
Mein lieber Körper, es tut mir so leid, dass du da durch
musst!

Ich bin gespannt (nein, ängstlich trifft es eher), ob ich die
Chemo genauso vertrage wie beim letzten Mal.
Ein „genauso" schaffe ich. An einem „schlimmer" hätte ich
zu knabbern.

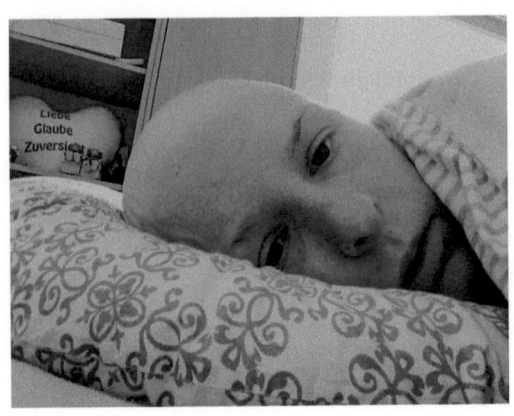

12.04.2018

#and.if.today
#all.you.did.was
#hold.yourself.together
#I.am.proud.of.you

Ich traf neulich eine Bekannte im Wartezimmer. Sie wusste von meiner Erkrankung. Es war ihr anzumerken, dass ihr das Zusammentreffen eher unangenehm war.

Sie saß dort mit hochschwangerem Bauch und wartete auf ihren Ultraschalltermin.
Ich saß dort und wartete auf die Chemo. „Im Mai ist es soweit. Es wird diesmal ein Junge", erzählte sie.
Ich erzählte auch ein bisschen.
Nach einigen Minuten erzählte sie mir mit gleicher Mimik und gleichem Tonfall (und genau den gleichen Worten) wie zuvor „Im Mai ist es soweit. Es wird diesmal ein Junge" und ich merkte, sie wäre gerade gerne überall anders, nur nicht in dem Gespräch mit mir.

Sie wurde dann von der Arzthelferin gerufen.

Und einen kurzen Moment wünschte ich mir, einfach tauschen zu können. In eine andere Welt, in der man Problemen wie meinen irgendwo im Wartezimmer begegnet, sie aber dann schnell wieder abschütteln kann wie eine lästige Mücke.

Dabei weiß ich gar nichts von ihrem Leben. Ich weiß, dass sie bald zwei Kinder haben, dass sie ein Haus gebaut haben. Aber ich habe keine Ahnung, ob ihr Mann heimlich eine andere Frau trifft, oder ob sie einer verflossenen Liebe nachtrauert und nur aus Prestigegründen mit ihrem Mann zusammenbleibt. Ich weiß es nicht, was und welche Probleme diese Bekannte haben könnte.

Es gibt eine Geschichte, in der es darum geht, dass alle Dorfbewohner ihre Probleme in einem Päckchen auf einen Haufen werfen, und jeder schnappt sich dann irgendein Päckchen eines anderen.

Ich spoilere jetzt, wenn ich verrate, dass am Ende jeder wieder sein eigenes Päckchen haben wollte.

Und letztlich würde ich auch mit niemandem tauschen wollen.

Klar, ein Haus und ein Garten wäre ein Traum:)

Aber ich würde wenn dann nur Teilaspekte meines Lebens (Gesundheit) tauschen wollen.

Und wenn solch eine imaginäre Tauschbörse bedeuten würde, dass ich auch meinen Mann, meine Kinder und meine inneren Werte und Glaubenssätze mit eintauschen müsste - dann lasse ich lieber alles so wie es ist und übe mich in Dankbarkeit für das, was ich habe. Und akzeptiere die gelegentlichen Anflüge von Neid, wenn es um das geht, was ich nicht habe.

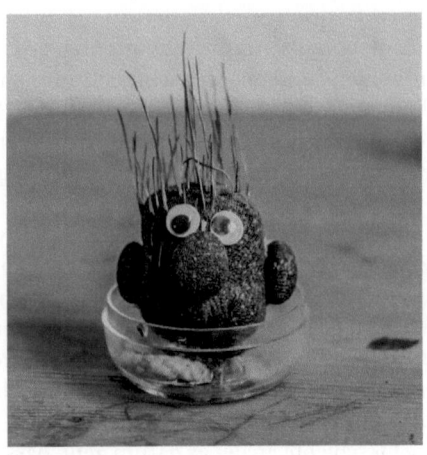

13.04.2018

#geduldgeduldgeduld

Das ist Herr Graskopf. Er ist Ostern bei uns eingezogen.
Seitdem bekommt er jeden Tag Wasser, und wir gucken seiner langsam wachsenden Haarpracht zu. „Mama, warum dauert denn das so lange?"
Und mir ging das Sprichwort durch den Kopf: „Weil das Gras nicht schneller wächst, wenn man daran zieht." Wir brauchen Geduld.
Bis Herr Graskopf so lange Haare hat, dass meine Tochter Friseurin spielen kann.
Und bis meine Behandlungen abgeschlossen sind. Ein Marathon von Chemos, OP und Bestrahlungen. Und auch danach muss/darf ich weiter hoffen, dass ich metastasenfrei bleibe. Ich brauche Geduld.

Das Gras wächst nicht schneller, wenn ich daran ziehe.

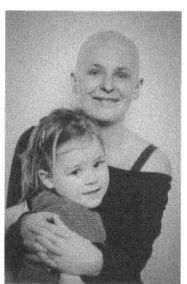

14.04.2018

#mein.Plan.war.eigentlich.auch.ein.anderer

Diese Tage nach der Chemo.
Mein Mann war nur kurz im Badezimmer. Währenddessen
kamen alle drei Kinder an mein Bett. Jeder wollte etwas an-
deres.
Mein Kopf versuchte wirklich, Handlungssignale an meinen
Körper weiterzugeben. Aber alles, was ich zustande brachte,
war ein grunzartiger Laut.
Worte können nicht beschreiben, wie ich mich in diesem
Moment gefühlt habe.

Und die Nächte. Mein Körper ist k.o. und findet dennoch
keinen Schlaf. Das mag dem Kortison geschuldet sein (oder
einem der zahlreichen anderen Medikamente). Nachts um
01:00 schlürfte ich durch die Wohnung und weckte damit
offenbar unseren Mittleren.
„Mama, kannst du mit mir kuscheln?" Er hat als Kopfkissen
das blaue Stillkissen aus unserer Stillzeit adoptiert. Ich habe
mich neben ihn ins Bett gelegt, seine Hand gehalten und zu-
geguckt, wie er wieder in den Schlaf fand.
Und mir liefen die Tränen. Vor Dankbarkeit. Vor Liebe. Vor
Rührung. Vor Angst. Vor Hoffnung und vor Verzweiflung.
Der Chemo-Blues hat mich wieder im Griff.

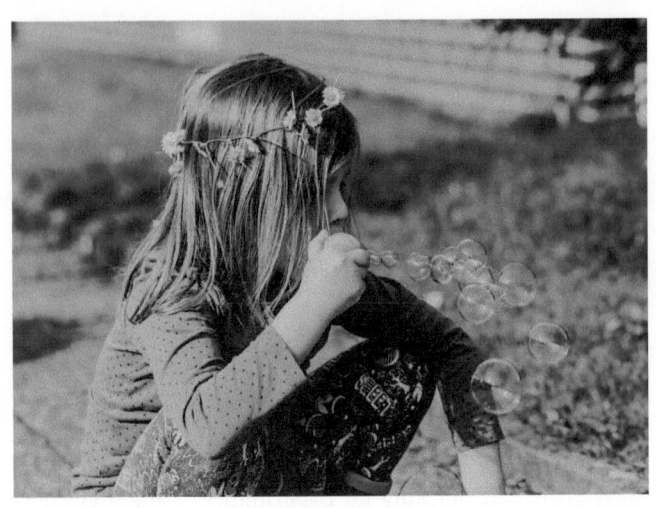

17.04.2018

#may.your.choices.reflect.your.hopes
#not.your.fears

Krebs, du Arschloch. Du hast einfach ungefragt in meinem Leben Platz genommen. Sitzt da breitbeinig am Tisch, hast die Arme hinter dem Kopf verschränkt und guckst mich mit deinen Augen herausfordernd an.

Und ich muss mich dir zuwenden. Ich habe gar keine andere Wahl.

Ich weiß nicht, ob du nur ein Zaungast bist oder ob du bleiben wirst. Und das ist mit dir auch gar nicht verhandelbar.

Deine dreckigen Schuhe hast du unter meinen Tisch gestellt. Deine Tischmanieren lassen ebenfalls zu wünschen übrig.

Was soll ich jetzt mit dir machen? Was brauchst du, damit du gehst?

Einen Tritt? Eine Umarmung? Gehst du eher, wenn ich dich verteufele? dich akzeptiere? Dir noch Wein einschenke? some cookies?

Du bleibst unbeeindruckt von meinem Weinen, meinem Fluchen, meinem Betteln. Du hast mich zeitweise selbst meine eigenen Manieren vergessen lassen.

Und hast mich mit der Nase in Themen gedrückt, die bei mir gar nicht dran sein sollten. Mit denen ich mich gar nicht beschäftigen wollte. Aber die Spielregeln hast du aufgestellt.

Meine Tochter würde dir sagen, dass du nicht ihr Freund bist und würde dir die Zunge rausstrecken.

Mein Mittlerer würde sagen, dass du kacka-pups-Krebs nach Hause gehen und alleine spielen sollst. Und mein Jüngster würde versuchen, dir in der Nase zu bohren und dir ein Lächeln zu entlocken.

Und ich?

Vielleicht lese ich dir was vor. Oder höre, ob du was Interessantes zu erzählen hast. Jetzt wo wir eh zusammen an einem Tisch sitzen.

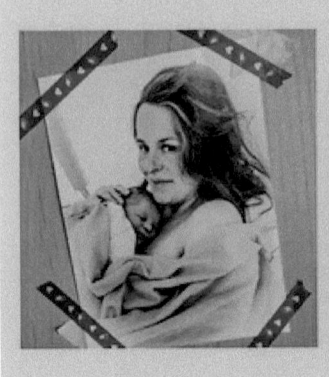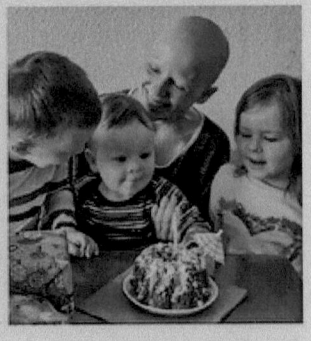

22.04.2018

2017 vs. 2018.

#happybirthday
#allegutendinge
#heutekannesregnenstürmenoderschneien
#bruderjacob
#thereasonwhy

Heute vor einem Jahr kam mein Jüngster zur Welt. Ich kann mich so gut daran erinnern, wie wir nachts ins Krankenhaus fuhren. Wie ich mit meinem Mann meckerte, weil er nicht schnell genug einen Parkplatz fand. Wie mein Sohn zur Welt kam und alles dran war, was dran sein sollte.

Und wie mein Sohn und meine Tochter kamen und ihn ganz fasziniert angeguckt haben („Guck mal Mama, er hat sogar einen Daumen!").

Heute Nacht wurde ich übrigens genau zu seiner Geburtszeit wach. Irgendwie schön. Und ein wenig spooky;)

Seine Haare riechen heute immer noch nach Baby.

Mittlerweile steht er frei und plumpst dabei noch sehr oft auf den Hintern, was er mit mürrischem Knurren quittiert - und es gleich nochmal versucht.

Mein lieber Jacob, deinen Geburtstagskuchen habe ich mit deinen Geschwistern verziert. Du darfst damit so viel rummatschen wie du möchtest.

Ich bin so gespannt auf die nächsten Jahre mit dir und unendlich dankbar, dich begleiten zu dürfen.

Du bist für immer in meinem Herzen. Notfalls über alle irdischen Grenzen hinaus.

Aber sei versichert, dass rein gar nichts mich je davon abhalten wird, dich bis in alle Ewigkeit zu lieben.

Ach übrigens, Krebs, du hast heute Pause.

Heute sind wir einfach eine normale Familie, die den Geburtstag ihres jüngsten Kindes feiert. Eindringlinge sind hiermit ausdrücklich ausgeladen.

Happy happy Birthday, Jacob!

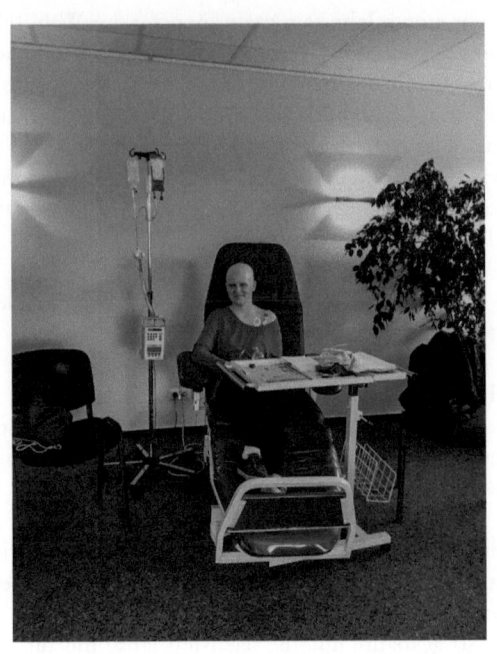

24.04.2018

#queseráserá
#whateverwillbewillbe
#thefuturesnotourstosee
#queseráserá

Chemo Nr. 15.

Unglaublich, was mein Körper alles aushält.

Die letzten Tage wurde ich im Alltag vermehrt gefragt, ob alles ok sei, ich sähe irgendwie so merkwürdig aus.

Des Rätsels Lösung:

Meine Augenbrauen haben sich nun auch verabschiedet.

Seit geraumer Zeit hält der Papierkram mich außerdem ganz schön auf Trab.

Bürokratie hin oder her, aber ich weiß nicht, was manche Leute sich denken. „Hey, Sie haben Krebs? Ok, wir brauchen Formular A von Stelle X und Y. Unterzeichnet von B und Q und vergessen Sie nicht die Anhänge F-N und senden uns alles in 1,5 Tagen ausgefüllt und von einem Elfenpastor gesegnet zurück, damit wir Ihnen dann erklären können, dass wir gar nicht zuständig sind".

Kennt jemand die Folge von Asterix im „Haus, das Verrückte macht?"

Ich habe das Gefühl, hinter einer Hecke sitzt ein kleiner grüner und hämisch grinsender Gnom, der mir mit Vergnügen ständig neue Steine auf den Weg wirft. An manchen kann ich mich elegant vorbei schlängeln oder rüber hüpfen, aber bei manchen muss ich ganz schön schieben, um den Weg weiter passierbar zu machen. Und manche Brocken sind so groß, dass ich dafür Dynamit benötigen werde.

In den letzten Tagen habe ich irgendwie Probleme mit der Arbeitsleistung meines Gehirns: Die Aufgabe 8x6 - ich musste sie gestern in den Taschenrechner eingeben.

Ist das das berüchtigte „Chemo-Brain"? Sehr uncool jedenfalls.

Ich fühle mich um einige IQ-Punkte beraubt und hoffe, dass das nicht von Dauer sein wird.

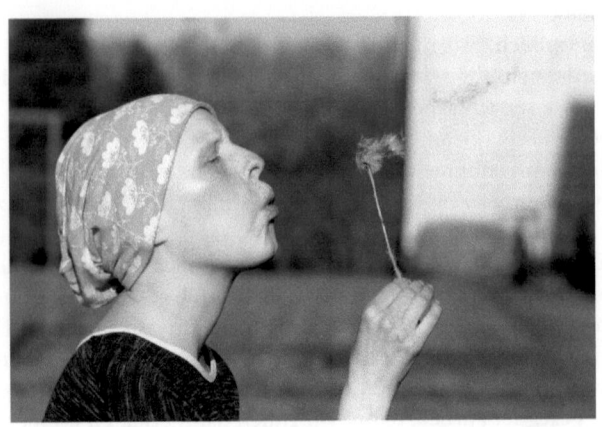

26.04.2018

#krebsisteinarschloch
#krankenkasseisteinarschloch
#chemoisteinarschloch

02:45 - diese Nächte nach den Chemos.
Trotz Benzos hört mein Gehirn nicht auf zu rattern und
malt sich Dinge aus, die mir die Kehle zuschnüren.

Gestern war es schlimm.
Am Abend waren wir alle fertig. Der 3jährige schrie seit über
einer Stunde, weil seine Sonnenbrille blau und nicht grün ist.
Der Kleinste wollte bespaßt werden und schrie ebenfalls
während die Großen anfingen, sich gegenseitig zu bekämp-
fen. Einige Biss- und Kratzspuren und vergebliche Tren-
nungsversuche später saß mein Mann zusammengesunken
mit den Händen über dem Kopf am Tisch.
Ich las parallel den Brief mit der Kostenabsage für die geplante OP von der Krankenkasse (um den Widerspruch

kümmere ich mich morgen).

Plötzlich fing ich in dem ganzen Geschrei auch an zu schreien, lief ins Bad und riss und schmiss alles von den Regalen, was ich finden konnte. Und meine Tochter stand da und guckte mich mit großen Augen an.

Ich würde meinen Kindern gerne eine stabilere Welt vorleben. Das klappt nicht immer. Und mein Ausraster war einfach einen Zacken zu authentisch und zu viel für kleine Kinderseelen.

Jetzt liege ich hier und habe noch nicht mal mehr Tränen. Ich habe das Gefühl, keiner Rolle mehr gerecht werden zu können. Mutter, Ehefrau und meiner Vorstellung von der Frau, die den Krebs zwar scheiße findet, aber irgendwie damit klarkommt.

Um dem Gejammer die Krone aufzusetzen: Eine Gürtelrose habe ich seit zwei Tagen auch und nehme deshalb Virustatika.

Nun liege ich im Bett meiner Tochter und höre ihrem Atem beim Schlafen zu. Das ist schön. Und beruhigend. Wenn ein Auto vorbeifährt, fällt ein Schein auf ihr Gesicht. Sie sieht so friedlich beim Schlafen aus.

Diese Chemotage gehen wieder vorbei und dann wird alles wieder etwas einfacher.

Oh, gestern dachte ich übrigens, ich bekäme auch noch einen Tinnitus. Dann war es aber doch nur die nicht richtig verschlossene Wasserflasche.

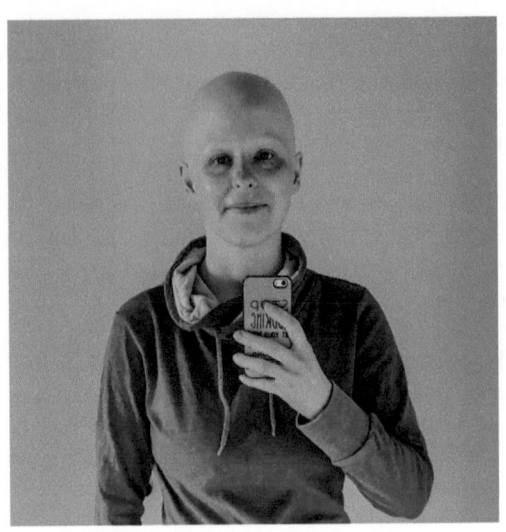

28.04.2018

#you.only.life.once
#false
#you.only.die.once

Ich dachte schon beinahe den fiesesten Teil der letzten Chemo überstanden zu haben und dann - PLONG, wartete da tatsächlich noch eine extra Talfahrt auf mich. Mit Looping. Ich glaube es geht jetzt aber wieder bergauf.

Und vorhin fragte mich dann eine Bekannte, wie mir das Stück Kuchen schmeckte, was ich gerade aß. Gedanklich antwortete ich ihr „Es schmeckt chemo-mäßig wie eine Mischung aus einem Misthaufen und einem Stück Pappe, du *Schimpfwort*".
Huiuiui.
Bevor ich diese unangemessene Reaktion aussprach, gelang meiner Matschbirne aber doch noch eine Reflektion:

Hinter der vermeintlichen Wut versteckt sich einfach Angst. Ich habe einfach tierische Angst um mein Leben.
Wird es jemals wieder Momente geben, in denen dieses Gefühl nicht in meinem Kopf präsent ist?

ICH HABE SOLCHE ANGST!

Bei einem Spaziergang habe ich heute ein abgelegenes Häuschen am Waldrand entdeckt. Mit Fliederbüschen.
Und Obstbäumen, zwischen denen eine Hängematte hing.
Auf der Wiese hinter dem Haus lagen ein paar Laufräder und auf den Steinplatten auf dem Gehweg waren Kreidekritzeleien.
Die Luft roch so „friedlich".
Ich habe kein Foto gemacht, weil ein Foto niemals hätte wiedergeben können, was ich tatsächlich gesehen habe.

Am liebsten hätte ich geklingelt und gefragt, ob ich mich für eine Stunde in diesen Garten setzen darf. Ich glaube, das wäre schön gewesen.

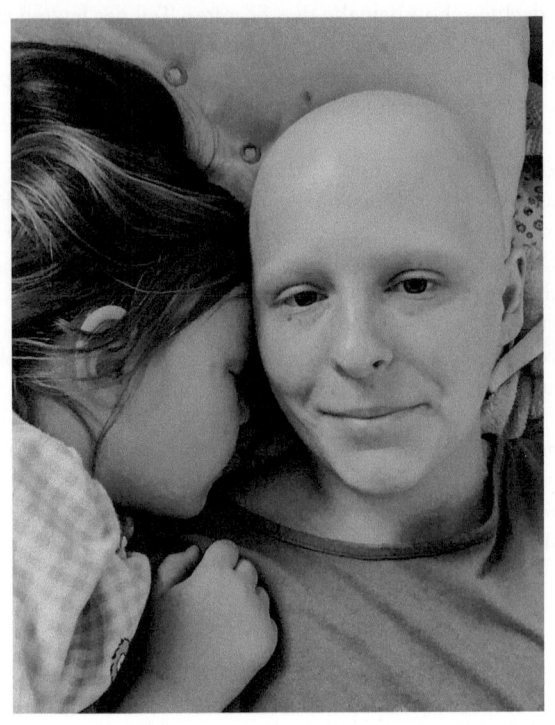

01.05.2018

#diebestenDingeimLeben
#sindkeineDinge

Morgens um 06:00 bei meiner Tochter im Bett.

Die Sonne hat gerade ihre fünf Minuten, die sie morgens und abends manchmal hat und die alles in ein verzaubertes Licht tauchen, welches besonders intensiv und warm erscheint.

Ich liege schon länger wach.

Meine Tochter murmelte etwas von „mit Mama kuscheln... noch schlafen..." und träumt weiter vor sich hin.

Sie hat gestern ihren dritten Wackelzahn verloren und sieht damit zuckersüß aus.

Heute Vormittag möchte ich mit ihr Kuchen backen.

Wir haben ein wenig Mutter-Tochter-Prime-Time. Allerdings ist die Milch für die Pudding-Füllung alle und ich erwäge ein Experiment, sie durch eine Mischung aus Wasser und Kokosfett zu ersetzen (mein Mann würde die Augen verdrehen;)

Und dann möchte ich mit meinem Mann und den Kindern zu einem Maifest.

Ich hoffe auf Livemusik. Und auf keinen Regen.

Auf blühende und duftende Fliederbüsche. Auf selbstgepflückte Löwenzahnblumensträuße der Kinder.

Darauf, dass mein Mann und ich uns heute nicht anzicken (bzw. ich ihn nicht - meine Nerven lagen in den letzten Tagen/Wochen/Monaten oft blank, und er bekommt davon leider viel ab).

Ich wünsche mir einen Tag, an dem ich meinen Mann und meine Kinder unbeschwert lachen sehen kann. Und an dem es mir gelingt, mein leider in letzter Zeit sehr aktives Kopfkino mal auszuschalten und den Moment zu genießen.

Und darauf, dass mein Körper nicht störrische andere Pläne für mich hat.

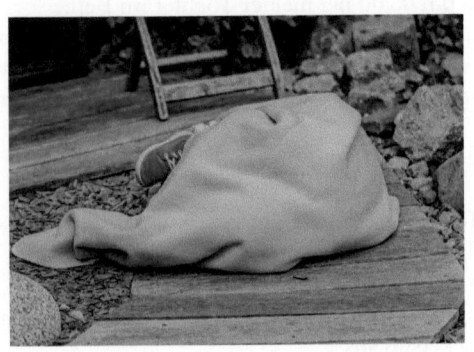

03.05.2018

#OhneSchmerzgibteskeineBewusstwerdung
#Menschentunalles,
#egalwieabsurd,
#umihrereigenenSeelenichtzubegegnen.
#Manwirdnichterleuchtet
#indemmansichFigurenausLichtvorstellt,
#sondernindemmandieDunkelheitbewusstmacht.
#C.G.Jung

Ich kriege das Krankheitsthema gerade nicht richtig aus meinem Kopf raus. Wahrscheinlich weil sich mein Körper zwischen den Chemos kaum noch erholt und ich parallel seit einer Woche wegen einer Gürtelrose Virustatika nehme.
Meine Blutwerte sehen auch nicht wirklich vorbildlich aus (es gibt vielleicht noch 2-3 Werte, die sich im Normbereich befinden).

Mein Kopf fühlt sich an, als wäre er mit einer Masse aus Wackelpudding gefüllt (ich würde Waldmeister bevorzugen) und ich laufe ständig rum, als hätte ich 3 Promille auf dem Kessel (ohne die euphorischen Nebenwirkungen versteht sich).

Gestern gab es trotzdem Momente, in denen ich das Krankheitsgedöns zwar nicht ausblenden konnte, in denen ich aber trotzdem glücklich war.
Da war zum Beispiel das Versteckspiel in einem Hofcafe mit meinem 3-Jährigen (ja, wo ist er denn?)

Und da waren abends die Minuten, in denen unser 1-Jähriger so lachen musste, weil er Blödsinn machte. Wir haben dann alle gelacht, weil sein Lachanfall so ansteckend war.
Ich habe schließlich sogar die Anstrengung meiner Bauchmuskeln fühlen können.

Fazit:
Sich seiner eigenen Sterblichkeit deutlich bewusst sein und währenddessen trotzdem schöne Momente erleben, ist möglich.
Die Momente sind dann anders schön. Nicht unbedingt unbeschwert und frei. Aber ehrlich und echt.

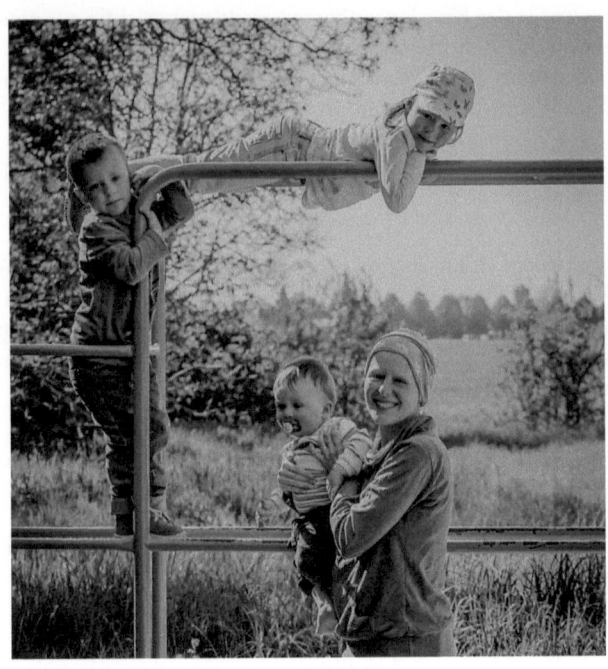

05.05.2018

#whatthefuckiswrongwithyou
#ichhabeheuteleiderkeinekarmapunktefürdich
#manrealsiertjaaucherstwievielmanschondurchgestandenhat
#wennmansichwundertauswelchenGründenanderedieFassungverlieren

10 Tage nach der letzten Chemo fühlt sich mein Körper endlich wieder einigermaßen funktionsfähig an (bis auf die üblichen ungefähr 10 Gebrechen, mit denen ich mich mehr oder weniger arrangiert habe). Ich hoffe, im nächsten Blutbild wird sich meine zumindest gefühlte Stabilität widerspiegeln, damit der letzten (?) Chemo nächste Woche nichts im Wege steht.

Gestern schien die Sonne, wir machten Picknick, aßen zermatschten Erdbeerkuchen und waren auf einem Spielplatz. Alle Kinder stapften barfuß im Sand, und ich schmiedete heimlich vage Ostseeurlaubspläne.

Während ich mit den Kindern herumtobte, schrie mich eine fremde Frau an. Ich *Schimpfwort* solle auf der Stelle das Auto wegfahren, weil es einen Teil ihrer Einfahrt blockierte. Sie schimpfte und beleidigte mich so laut und respektlos weiter, dass sie mein in normaler Lautstärke gesprochenes „Gute Frau, wenn das Ihr einziges Problem ist, dann können Sie sich sehr glücklich schätzen" gar nicht hörte.
Meine Kinder fingen derweil an zu weinen, weil die Frau aus dem Nichts eine sehr aggressive Stimmung verbreitete.
Ich bat meinen Mann, unser Auto zügig wegzufahren, weil ich keine Grundlage für ein argumentativ geführtes Gespräch sah.

Ich habe mir nochmal Gedanken gemacht.
Nein, ich glaube die Frau kann sich nicht glücklich schätzen. Wer sich wegen Banalitäten und Nichtigkeiten so die Laune vermiesen lässt und wem es nicht möglich ist, eigene Anliegen sachlich und vor allem respektvoll rüberzubringen, mit dem möchte ich dann doch lieber nicht tauschen und behalte lieber mein Leben.
Zwar mit Krebs, aber dafür mit Liebe, Mitgefühl, Verstand und Anstand.

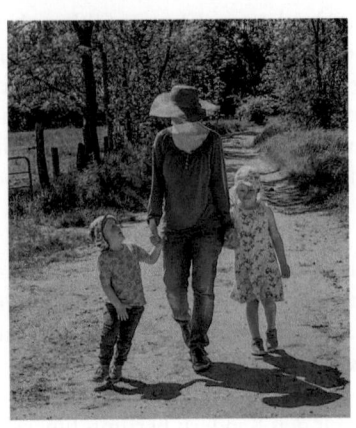

07.05.2018

#mittelalterfest
#tanzenmachtglücklich

„Mama, mein Magen hat gerasselt" sprach der 3-Jährige und will damit mitteilen, dass er Hunger hat.
Sein Lieblingsessen ist Brot mit Butter.
Kürzlich haben wir uns eine Pizza bestellt. Mochte er nicht.
Er wollte lieber ein Butterbrot.

Ich kann mich dieser Schlichtheit zumindest insoweit anschließen, als dass, wenn ich in der misslichen Lage wäre, mir eine Henkersmahlzeit aussuchen zu dürfen, ich Pellkartoffeln mit Kräuterquark wählen würde. Wobei es beim Nachtisch dann sicher extravaganter zugehen würde. :)

Diese Schlichtheit zieht sich durch einige Bereiche meines Lebens. Ich habe zum Beispiel noch nie ein Flugzeug von innen gesehen.

104

Die Länder, die ich bisher bereist habe, kann ich an einer Hand abzählen.
Und wenn mich jemand fragen würde, wo ich gerne Urlaub machen würde, würde ich vermutlich „Ostsee" antworten.

Mein Leben vor der Krebserkrankung war mir eigentlich immer genug. Auch wenn es natürlich Probleme gab, von denen ich die meisten im Nachhinein relativieren würde.

Eine liebe Bekannte beschrieb es neulich so:

Es ist, wie wenn man eine Münze in die Luft wirft und dann friert man diesen Moment ein und schaut starr auf diese Münze, die oben in der Luft stehen bleibt, und man muss warten, bis sie sich aus dieser Unbeweglichkeit löst und auf den Boden fällt, und man endlich sehen kann, ob es Kopf oder Zahl ist.

Trotz dieser Ungewissheit und zurzeit ständig präsenten Angst gelingt es mir immer öfter, parallel schöne Momente zu erleben.
Die Angst bekomme ich gerade nicht weg. Aber ich kann zeitgleich auch andere, positive Gefühle zulassen. Ich kann Angst um mein Leben haben und parallel aus vollem Herzen lachen.

Am Wochenende waren wir auf einem Mittelalterfest.
Ich habe mit meinen Kindern getanzt.
Ich liebe es, wenn die Musik durch den ganzen Körper geht. Ich habe meine Hand auf die Brust meines Sohnes gelegt und vor lauter Anstrengung konnte ich sein Herz ganz doll schlagen spüren.
Es war so schön, obwohl meine Ängste präsent waren. Ambivalente Gefühle sind möglich. Das ist eine wichtige Erkenntnis für mich. Dass negative Gefühle positive nicht ausschließen.

08.05.2018

#chemo
#the
#fucking
#last
#one
#!

Morgen. Chemo Nr. 16.

The last one!

Ich erwarte Pauken und Trompeten.

Wenn ich den Raum betrete, wird jemand Konfetti über meinen Kopf werfen. Und eine Live-Band spielt eine enthusiastische Kneipenversion von „I will survive" während ich erhobenen Hauptes zu meinem Chemo-Sessel schreite, um mir ein letztes Mal meine Portion an überlebenswichtigem Gift abzuholen. Ich bin sicher, dass es sich zumindest in meinem Kopf so anfühlen wird, als würden sich solche Szenen morgen abspielen.

Heute war ein guter Tag. Dieser Satz kam mir eben in den Sinn, und ich musste dabei an das gleichnamige Lied von Reinhard Mey denken.

Ich habe mit den Kindern heute eine Schatzsuche gemacht.

Das „Ahoi, ihr Landratten!" meines Sohnes ist einmalig.

Am Nachmittag stand dann plötzlich eine alte Schulfreundin vor mir.

Ich glaube, ich hatte 16 Jahre nicht mehr persönlich mit ihr gesprochen.

Sie hat mir diese Blume und eine Karte vorbeigebracht.

Und ich habe innerlich dieser Welt gedankt, dass es solche Menschen gibt.

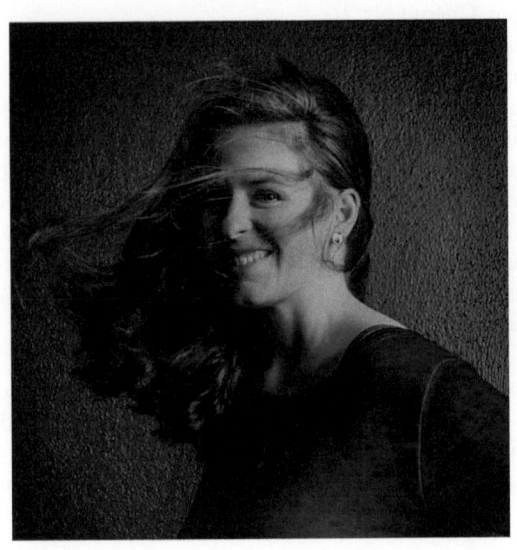

11.05.2018

#chemoblues
#lastchemo
#kortisonnächte

#focusonthegood

Mein Mann und meine Jungs übernachten heute auswärts.
Ich habe es mir im Schlafzimmer mit meiner Tochter gemütlich gemacht. Sie ist schon eingeschlafen.
Ich habe ihr eben noch einen Kuss gegeben, und sie hat daraufhin im Schlaf einmal ganz tief und zufrieden ein- und
ausgeatmet.

Ich liege im Bett.
Ich kann nicht schlafen und bin hundemüde.
Ich schwitze und friere gleichzeitig.
Mir ist schlecht und ich bin hungrig.
Ich habe so viel Angst und so viel Hoffnung. So viele Am-
bivalenzen.
Ich lerne neue Menschen kennen. Und lerne alte Freund-
schaften loszulassen. Diese, die an der Erkrankung zerbre-
chen. Vielleicht weil dieses Thema überfordert. Vielleicht,
weil die Freundschaften vorher schon zerbrechlich waren.
Ich trauere über Altes und freue mich auf Neues.

Heute Mittag musste ich so weinen. Es ist wieder jemand
an Krebs gestorben. Ich möchte eine Balance finden, Anteil
nehmen zu können, ohne selber dabei zu zerbrechen.
So viele Schicksale, so viele Möglichkeiten damit umzugehen
und so viele unterschiedliche Ausgänge. .

Das Foto von mir ist vor einem halben Jahr entstanden.
Es war kurz vor der Weihnachtszeit. Nach turbulenten Jahren habe ich mich endlich angekommen gefühlt. Das Schicksal ist ein mieser Verräter.

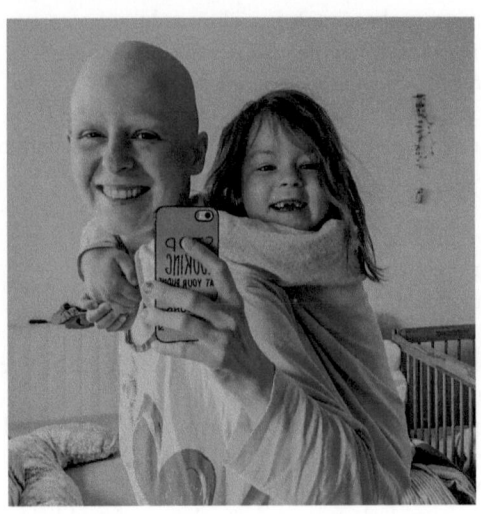

13.05.2018

#muttertag
#neuesjahrneuesglück
#ichwillmeinlebenzurück

Nächstes Jahr Muttertag möchte ich fluchend versuchen meine Kurzhaarfrisur zu bändigen, möchte mich auf die Einschulung meiner Tochter vorbereiten und möchte, dass meine Augen weniger Angst und mehr Vertrauen ins Leben ausstrahlen.

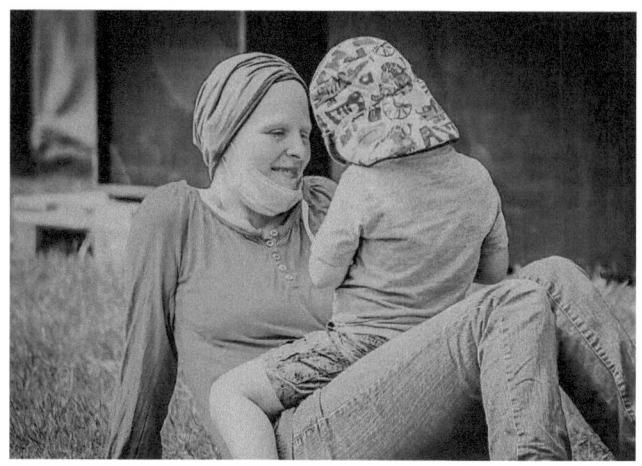

16.05.2018

#enjoythefuckingmoment
#fliederbuschundpseudoglück
#erzwingenkannstdunichts

Nichts ist mehr selbstverständlich.

Ich gehe täglich an einem Fliederbusch vorbei, rieche jedes mal daran und versuche, den Geruch in mich aufzusaugen und zu speichern.

Wer weiß denn schon, wie es nächsten Frühling aussieht, wenn der Flieder wieder blüht?

Es ist so eine Art verzweifeltes „du hast nur den Moment, also mach gefälligst das Beste draus" und hinterlässt manchmal nicht nur den langsam verblühenden Geruch von Flieder, sondern auch das Gefühl nicht erfolgreich genug in dem zu sein, was ich mir vornehme:

Achtsamkeit, Dankbarkeit, Unbeschwertsein, im Heute leben.

„Klappt ja wieder hervorragend. Nicht." denke ich dann und verdrehe innerlich die Augen.

Meine Tochter fragte mich heute morgen, warum ihr Blut so lecker ist, dass ihre Haut im Sommer immer von Mückenstichen übersät ist. Und sie überlegte, ob die Mücken mein Blut genauso gerne mögen.
Ich musste plötzlich sehr lachen.
Ich habe mir das Gesicht einer Mücke in dem Moment vorgestellt, als sie realisiert, dass sie sich durch mein Blut einen echt krassen Tripp aufgehalst hat.
Das war ein schöner Moment. Vielleicht, weil ich nicht versucht habe ihn zu erzwingen (und weil schwarzer Humor sowieso immer gut ist). Und weil die schönsten Momente meist sowieso unvorhergesehen kommen.

Ich denke ich werde jetzt aufhören zwanghaft an Fliederbüschen zu hyperventilieren. .

Das Foto ist vom Wochenende. Wir waren wieder auf einem Mittelalterfest und mein 3-Jähriger und ich haben gerade eine Tanzpause vor der Bühne gemacht.

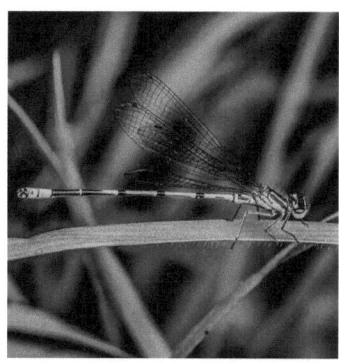

20.05.2018

„Ich möchte gerne mal eine Libelle fotografieren", sagte ich zu meinem Mann während ich durch das Unterholz kroch. „Unwahrscheinlich", hörte ich noch, als ich zwei Meter weiter eine Libelle sitzen sah, die sich zudem als sehr geduldig und kameraaffin erwies.

Von meinem Einjährigen habe ich gestern auch viele Fotos gemacht. Er kann jetzt frei stehen und ist davon so begeistert, dass er sich dann immer selber applaudiert - etwas, wie ich fand, was man als Erwachsener auch ruhig mal öfter tun dürfte.

Der Tag gestern war so wenig durch Krankheit geprägt wie es schon seit Monaten nicht mehr der Fall war.
Wir haben Erdbeeren und Stachelbeerkuchen gegessen, kämpfende Geschwister getrennt, Verstecken gespielt und Fahrradfahren geübt.
Wie so eine normale Familie. Was wir ja auch sind. Und bleiben wollen.

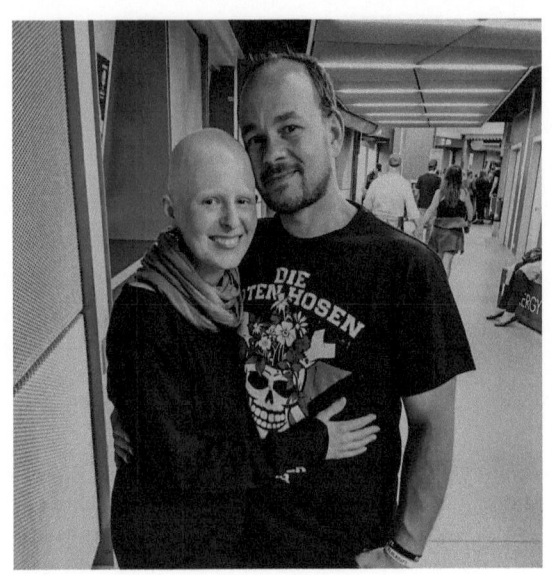

20.05.2018

#Tote Hosen
#Braunschweig

#we
#now
#and
#forever
#!

#someday.baby.we.will.be.old

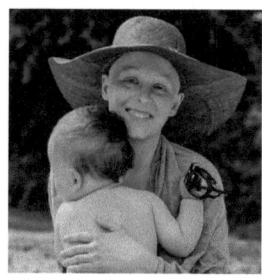

23.05.2018

#SommerSonnenSonnenscheinundweiterhinamLebensein

Vor zwei Tagen sprach ich mit einem sehr alten Mann. Seine erste Frau und Mutter zwei seiner Kinder starb in jungen Jahren an Krebs.

Der Mann heiratete neu, bekam weitere Kinder und seine erste Frau findet sich in keinen Fotoalben und nur wenig in seiner Erinnerung wieder.

Es kam mir vor, als wären die Spuren der Frau ausgelöscht. Das hat mich nachhaltig beschäftigt.

Ich kam zu dem Schluss, dass niemand jemals so richtig sterben kann.

Die Frau lebt alleine dadurch weiter, dass sie auch 50 Jahre nach ihrem Tod mich - eine völlig unbeteiligte Dritte zum Nachdenken angeregt hat.

Und zumindest eine Träne im Auge des alten Mannes ließ mich vermuten, dass sie auch in ihm noch weiterlebt.

Den trübsinnigen Gedanken zum Trotz waren wir heute in einem Naturfreibad.

Getreu dem Spruch „and at the end of the day, your feet should be dirty, your hair messy and your eyes sparkling", waren die Kinder hinterher voller Sand, Eis und Lebensfreude. Und mir gelang es, mir eine Scheibe von Letzterem abzuschneiden.

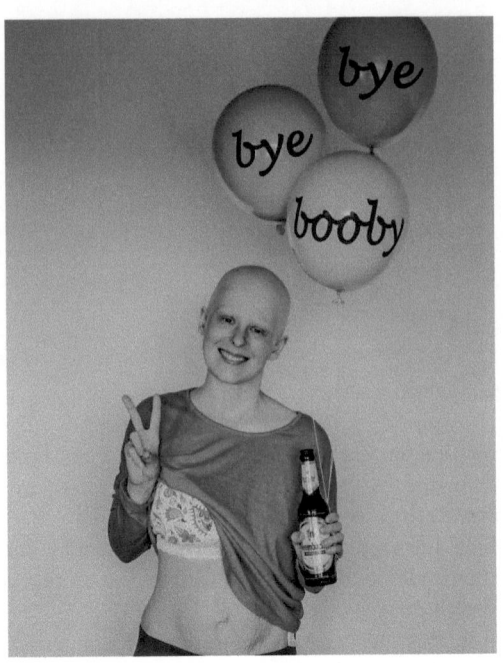

26.05.2018

#byebyebooby
#BürokratieschlägtArgumente

Ich mag es nicht zu sagen, dass die Krebserkrankung mich irgendwas „gelehrt" hat, weil ich mich sträube, diesem Bockmist irgendwas Positives zuzugestehen.

Ich habe jedoch festgestellt, dass ich, um mich weiblich zu fühlen, weder Haare noch Brüste brauche.
Das sind Verluste, die mir (jeder Jeck ist ja anders) nicht weh tun. Zumindest verglichen mit dem, was sonst noch auf dem Spiel steht.

Von daher sehe ich es von der pragmatischen Seite:
Die Brust kommt weg, dadurch wird mein Überleben wahrscheinlicher. Also let's go.

Da ich zum Hochrisikokollektiv zähle, wollte ich eigentlich beide Brüste entfernen lassen. Der MDK hat dem aber nicht zugestimmt. So steht am kommenden Dienstag nun eine einseitige Mastektomie ohne Wiederaufbau auf dem Plan.
Hier haben wir es wieder:
Das Gefühl der Machtlosigkeit, was mich so oft seit der Krankheit begleitet.

So werde ich fortan also mit Schlagseite herumlaufen und mein geheimer Wunsch, im Herbst ohne Brüste joggen zu gehen, muss umformuliert werden.
Meine Freundin Jaqueline war der Meinung, man sollte eine Brust doch aber wenigstens zünftig verabschieden. Und das mache ich jetzt: .
DANKE liebe Brust, dass du mir geholfen hast, drei Kinder zu ernähren.
Der Trouble der letzten Monate hätte aber nicht sein müssen, daher trennen sich jetzt unsere Wege. Mein Onkologe meinte, du wirst nun in „viele kleine Scheibchen" geschnitten und wir haben beide darüber gelacht.
Humor und Pragmatismus. Wichtige Wegbegleiter in solchen Zeiten.
Ich trink ein letztes Mal auf dich.
(nicht, dass ich schon vorher oft auf meine Brust angestoßen hätte)
Ab in die Pathologie mit dir und lass uns hoffen, dass nur noch abgestorbene Krebszellen in dir und den Lymphknoten nachweisbar sind. Denn DANN könnte auch ich so langsam wieder anfangen zu hoffen.

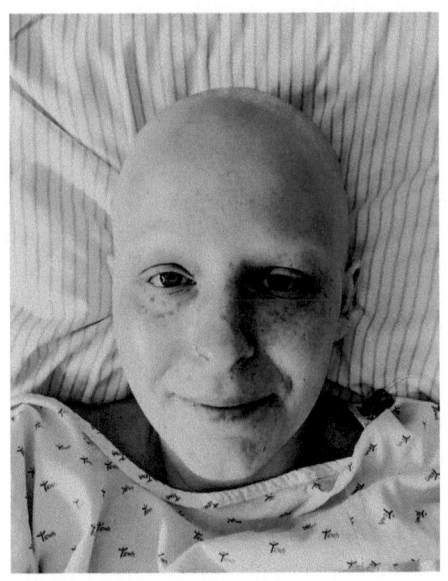

30.05.2018

Gestern um 09:00 wurde ich von meinem Zimmer aus in den OP geschoben.

Genau vor meinem Krankenzimmer befindet sich der Kreißsaal.

Dort saß eine frischgebackene Mutter, die mit verzücktem Gesicht die Wangen ihres Neugeborenen streichelte. Unsere Blicke trafen sich kurz, sie schaute schnell wieder weg, und ich spürte einen leichten Stich im Herzen. Und es hat mich betroffen gemacht, dass das Glück anderer bei mir solch eine Reaktion auslöste. Nämlich nicht nur Mitfreude, sondern auch ein klein wenig Bitteres. Neid passt nicht ganz, trifft es aber wohl am ehesten.

Keine 24 Stunden vor der OP kam von der Krankenkasse die Kostenzusage für die beidseitige Mastektomie. Es wurden mir also beide Brüste samt aller Lymphknoten auf der rechten Seite entfernt.

Das Foto von mir trägt den Titel:
Ihre Lippen umspielte ein Lächeln, welches die Augen nicht erreichen konnte.

Ich bin natürlich froh, dass die OP nun hinter mir liegt. Aber es gibt Momente, in denen mir das Ganze so surreal erscheint.
Etwa, wenn bei meiner Schwägerin Freudentränen im Gesicht funkeln und sie begeistert ruft „Nun doch beide Brüste? Mandy, das freut mich so für dich!" Wobei das innerhalb dieses Kontextes natürlich Sinn ergibt.

Heute soll der Druckverband entfernt werden und die Drainagebeutel werden sicherlich ausgetauscht.
Jetzt habe ich mir die am wenigsten unbequeme Position im Bett ausgesucht.

An den Fensterscheiben kleben kleine Regentropfen und die Luft riecht frisch. Ich höre draußen die Vögel und im Flur das Poltern des Medizinwagens.
Und ich habe mir von der „Herzkissengruppe Hohenhameln" gestern ein Herzkissen aussuchen dürfen. Das hilft mir, meinen Arm zu stützen. Ich habe ein grünes gewählt, weil grün die Farbe der Hoffnung ist.

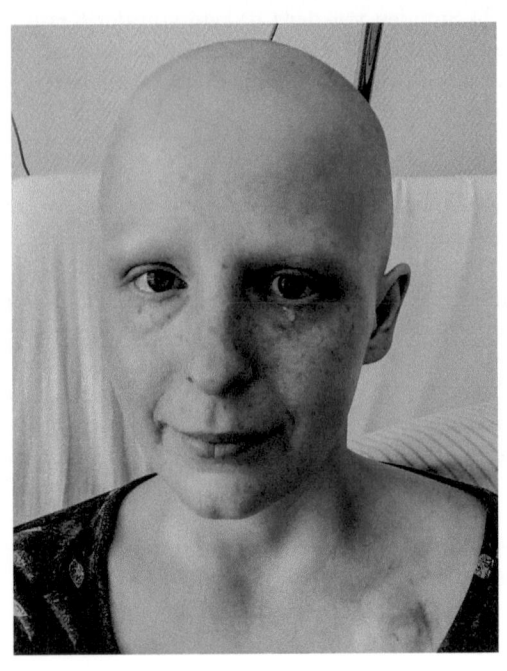

01.06.2018

#unddannamlebenbleiben

Pathologische Komplettremission.
Im entnommenen Gewebe konnten keine lebenden Krebszellen mehr nachgewiesen werden.

So wahnsinnig viele Tränen der Erleichterung.
Ich habe das Gefühl, ich bekomme zum ersten Mal seit Monaten wieder richtig Luft. Und ich traue mich zum ersten Mal seit Monaten, wieder Ideen und Blicke in die Zukunft zu werfen.
Zum ersten Mal seit so langer Zeit traue ich mich wieder zu denken „es könnte auch einfach alles gut werden".
Ich habe mich vorher einfach nicht getraut, das zu denken.

Ich weiß jetzt wieder, wie es sich anfühlt, Hoffnung zu haben. Und es fühlt sich scheiße gut an!

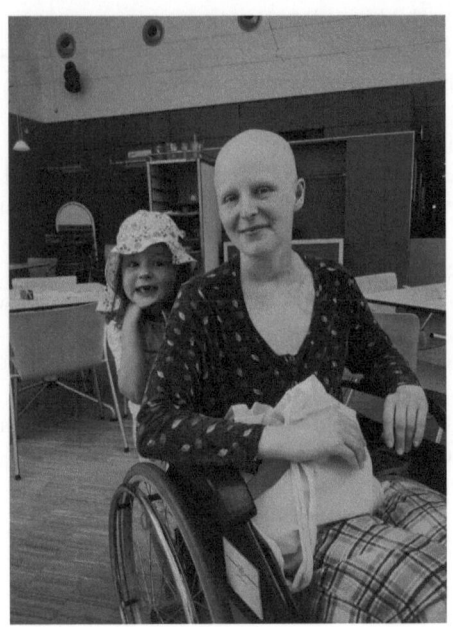

An dieser Stelle würde ich gerne schreiben „und sie lebte glücklich und zufrieden...“ und würde das Buch in den
Schrank stellen, wo es im Laufe der Jahre immer etwas mehr
zustauben kann und in Vergessenheit gerät. Wie ein böser
Traum, den man mal hatte und der nach und nach nur noch
schemenhaft erinnerbar ist.

Die Fachartikel, durch die ich mich gewälzt habe, sprechen
bei Vorliegen einer pathologischen Komplettremission von
Überlebensraten um die 90% für die nächsten 3 Jahre und
deutlich weniger für die nächsten 5 oder 10 Jahre. Ist das
viel? Ist das wenig?

Wie verinnerliche ich, dass Einzelschicksale keiner Statistik unterliegen und bekomme das Kreisen um irgendwelche Zahlen aus dem Kopf?

Der Preis, den ich gezahlt habe, ist verdammt hoch. Und meine Brüste sind dabei der Verlust, der noch am wenigsten schmerzt.
Ich habe vorhin zu einer Freundin gesagt „Mir sind Brüste egal. Was ein Körper braucht, ist ein schlagendes Herz" und meinte dies sowohl anatomisch, als auch metaphorisch.

Ich würde gerne sagen, dass ich jetzt weiser wäre. Aber ich weiß nicht, ob das stimmt.
Was stimmt, ist, dass ich nachts wach werde und es mir durch alle Glieder fährt, wenn ich an das letzte halbe Jahr denke. Dass etwas in mir zerbrochen ist und neu aufgebaut werden muss. Und dass mein Mann viel zu lange schon viel zu tiefe Augenringe hat.

Ich liege noch im Krankenhaus. Es konnten noch nicht alle Drainageschläuche gezogen werden.
Ich höre im Kreißsaal gegenüber regelmäßig wie neues Leben beginnt. Und schleiche an vor sich hin wehenden Frauen vorbei. Mit meinem Drainageneutel in der Hand und hängenden Schultern. Ich traue mich noch nicht meinen Körper richtig aufzurichten, weil ich Angst habe, dass die Narben an den Wundflächen aufreißen könnten. Schon wieder eine Metapher.

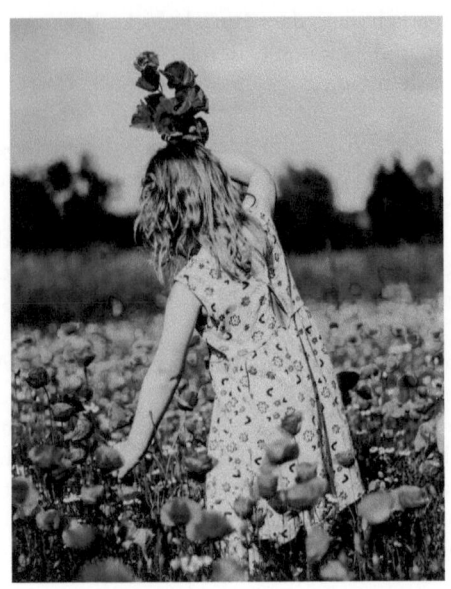

05.06.2018

#tumormarkersindarschlöcher

#undichhabeuchblumenundpralinenvomarschderhöllemitgebracht
#KidKopphausen

Die Assistenzärztin übergab mir gestern den Entlassungsbericht und wünschte mir alles Gute. Ich wartete darauf, dass mein Mann mich abholen kommt und las den Bericht:

Erhöhte Tumormarker-Werte!

Man stelle sich eine Seifenblase vor, die jemand mit einer Nadel zum Platzen bringt.
Atmen.
Nicht Googeln!
Doch gegoogelt.
Lauter Fragezeichen im Kopf.
Resigniert Wände angestarrt.

Heute war ich zur Wundkontrolle bei meinem ambulanten Onkologen. Er gab Entwarnung. Der CA-15-3 sei ein Wert mit derart wenig Aussagekraft, dass er nicht versteht, warum er überhaupt bestimmt worden ist.
„Aber es wäre schöner, wenn der Wert nicht erhöht wäre...?", versuchte ich es zu verstehen.
„Es wäre schöner, wenn der Wert gar nicht erst bestimmt worden wäre", antworte er.
Weiteratmen.

Mein Sohn war übrigens enttäuscht, als ich aus dem Krankenhaus kam. Ich hatte ihm gesagt, dass nach dem Krankenhaus meine Haare wieder anfangen würden zu wachsen. Ich hätte vorher ein paar Sätze über die Dauer des Haarwachstums für ihn ergänzen sollen.
Mein Mann entdeckte dann auch die ersten wachsenden Haare: Sie befinden sich an meinem Kinn.

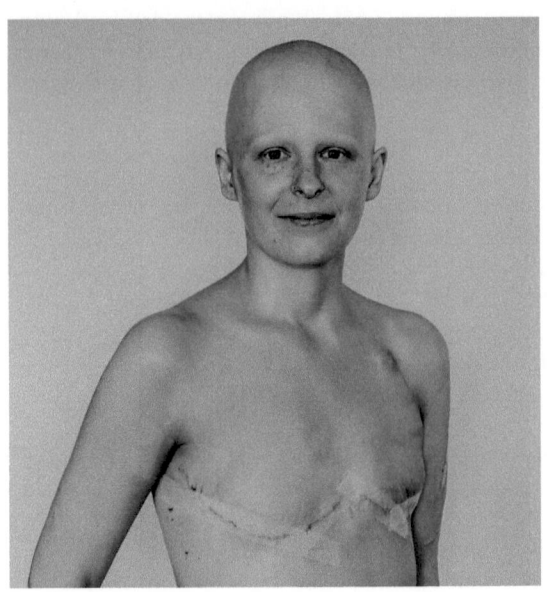

06.06.2018

#krebsvorsorge
#mammographie

Ich verfolge immer die #feelitonthefirst Aktionen.
Die Message:
Brüste regelmäßig abtasten, um eventuelle Knoten selber
frühzeitig zu entdecken.

Ich möchte meine Geschichte ergänzen, um etwas sensibler
für das Thema zu machen:

Im Oktober 2017 habe ich einen Knoten in der Brust ertas-
tet und bin sofort zum Arzt gegangen.

Die Frauenärztin machte einen Ultraschall und schickte mich mit den sinngemäßen Worten heim „Ich weiß zwar nicht, was es ist, aber es ist definitiv nichts Schlimmes!" Also war ich beruhigt. Ich war ja schließlich beim Facharzt gewesen.

Im Dezember vereinbarte ich wieder einen Termin bei der Ärztin.
Der Knoten war mittlerweile nicht mehr 1 cm, sondern 2,5 cm. Es gab zwei neu dazugekommene Knoten und mehrere Lymphknoten waren bereits befallen.
Meine Prognose war also plötzlich ein ganzes Stück schlechter.

Ich bin der Ärztin nicht böse und bin sicher, sie hat nach bestem Wissen und Gewissen gehandelt.
Zudem befand ich mich in der Stillzeit mit meinem dritten Kind und andere Ursachen als Krebs wären einfach wahrscheinlicher gewesen.

ABER:
Könnte ich die Zeit zurückdrehen, würde ich mich mit einem Knoten in der Brust nicht mehr so einfach abspeisen lassen. Wenn nicht klar ist, was es ist, gehört eine Mammographie und ggf. eine Biopsie dazu.

Knoten in der Brust gehören abgeklärt.
Im Zweifelsfall: Zweitmeinungen einholen und weitere Untersuchungen einfordern.
Es geht um nichts Geringeres als um das eigene Leben!

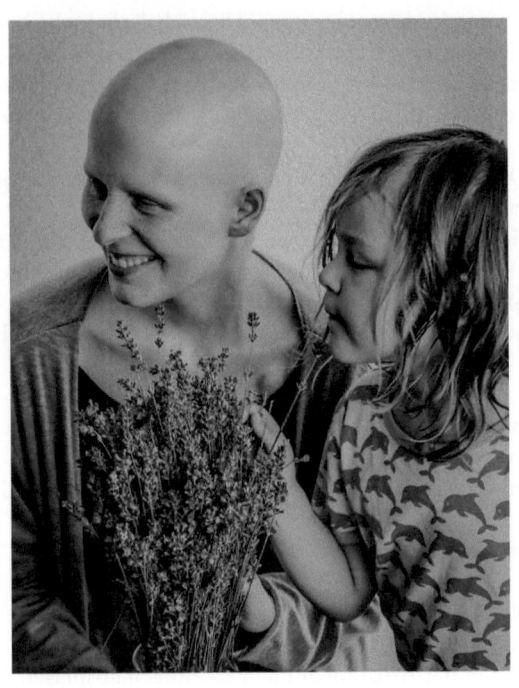

09.06.2018

#weißtdudenngarnichtwieschöndubist

Es wäre schön, wenn ein Arzt käme und verkünden würde „Frau F., hier ist Ihr neues Leben. Alles safe und in trockenen Tüchern. Viel Spaß damit!" Es wäre schön, aber es ist nicht so.
Niemand wird mir Gewissheit geben können, ob ich die Erkrankung überlebe.
Und die Kunst wird es sein, das Leben so zu gestalten, dass

Ängste nicht Überhand nehmen.

Step by step. Derzeit gehe ich zwei Mal die Woche zur Lymphdrainage. Mir wurden 26 Lymphknoten entfernt und mein Körper muss lernen, deren Nichtvorhandensein zu kompensieren.
Im Juli wird dann die Bestrahlung starten. Und dann kommt die Reha-Planung.

Der Krebs hat mich gezeichnet. Fehlende Haare und Brüste sind nur die äußeren Merkmale.
Ich glaube nicht mehr, dass das Leben fair oder gerecht wäre oder dass alles aus einem bestimmten Grund passiert.
Und ich glaube nicht mehr daran, dass am Ende immer alles gut wird.
Ich glaube aber, dass sich das alles lohnt.
Und dass nicht die Anzahl der Stunden auf der Lebensuhr zählen, sondern wie man sie verbringt.

Mein Körper erholt sich langsam von der Chemo. Und da sind Haare! Wenn auch erst als dunkler Schatten erahnbar.
Plötzlich will mir jeder über den Kopf streicheln, und manchmal nötige ich die Leute auch dazu („guck mal, da wachsen Haare auf meinem Kopf, fass mal an! ... NUN FASS SCHON AN!;)

Ich versuche, der Zeit Zeit zu geben. Und hoffe irgendwann nicht mehr als „die Frau mit dem Krebs" wahrgenommen zu werden bzw. mich selber so wahrzunehmen, sondern wieder einfach als Ich: Die Mutter. Die Studentin.
Die Schwester. Die Tochter.
Die, die im Auto falsch und gerne mitsingt.
Die, die bei einem Buch die letzte Seite zuerst liest.
Die Ehefrau. Die Freundin.
Ich möchte mich in all meinen Facetten wieder wiederfinden.
In all meinen Farben, mit all meinen Narben...

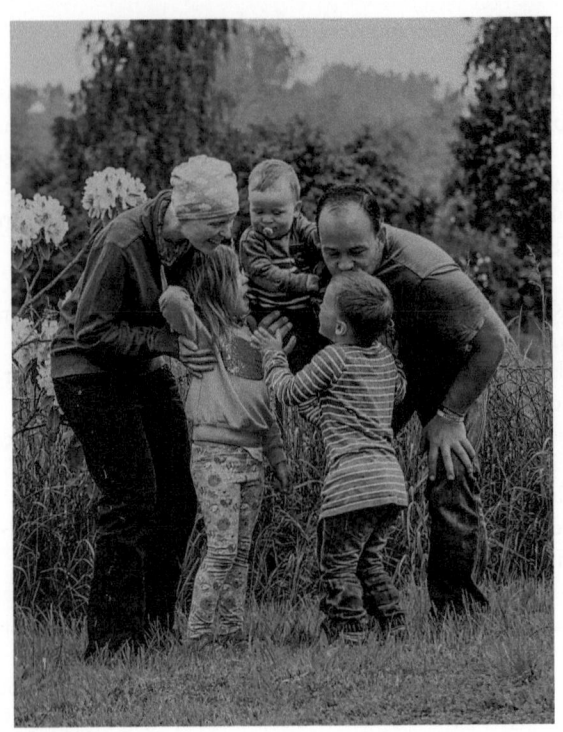

13.06.2018

#let
#our
#faith
#be
#bigger
#than
#your
#fear

Der Weg im Kaufhaus führte uns durch die Dessousabteilung. „Guck mal Mama, wie schön der glitzert" kommentierte meine Tochter einen roten BH, „aber den brauchst du ja jetzt nicht mehr", hängte sie ihn schulterzuckend wieder zurück.

Ich war beeindruckt, mit welcher Selbstverständlichkeit Kinder Veränderungen akzeptieren.

Meine eigene Reaktion war ein Lächeln, weil ich meine Tochter so süß fand, und ansonsten ebenfalls ein Achselzucken meinerseits. Stimmt, sowas brauche ich nun nicht mehr. (rote Glitzer-BHs hätte ich allerdings auch schon vorher nicht gebrauchen können;)

Beim Aussortieren meines Schranks wurde ich dann ein bisschen wehmütig. Gerade bei den Still-BHs, die ich vor einem halben Jahr noch getragen habe.

Ich versuch, es so zu sehen:

Indem ich mich von Altem verabschiede, schaffe ich Raum für Neues.

Es entstehen keine Hohlräume, sondern es entsteht Platz, den ich wieder füllen darf. Und nein, ich rede hier nicht mehr nur von der Wäscheschublade meines Kleiderschranks.

Das Foto zeigt das quirlige Leben bei uns, welches oft laut und anstrengend ist. Welches viel Kraft kostet und noch viel mehr Kraft zurückgibt.

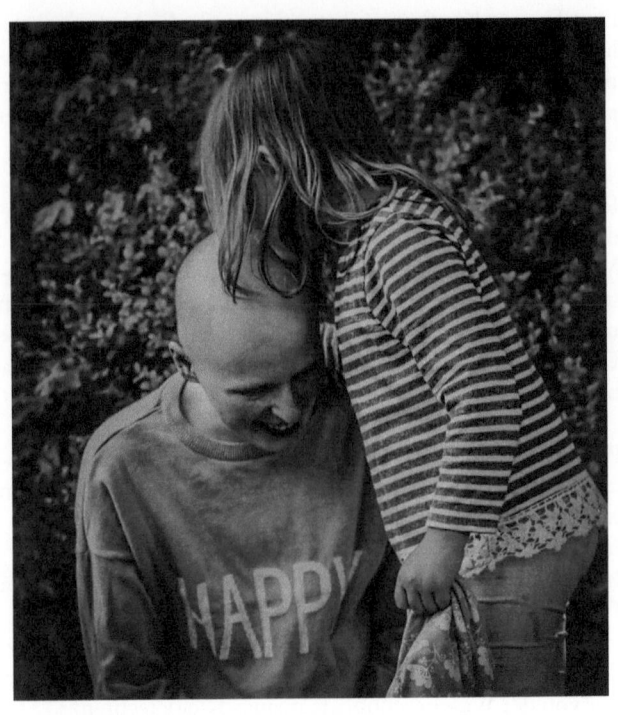

16.06.2018

#takeasadsongandmakeitbetter
#causeallofmelovesallofyou

„Vergiss nicht die Reiserücktrittsversicherung mit dazu zu buchen"

„Die zahlen aber nicht, wenn irgendwas wegen deinem Krebs ist."

„..." (ich gucke blöd aus der Wäsche)

„..." (mein Mann zuckt mit den Schultern)

Reiseplanung 2.0

Ich habe mich nicht getraut, Konzertkarten für nächstes Frühjahr zu kaufen. Zu lange hin. Zu ungewiss. Aber ich habe heute für nächste Woche zwei Übernachtungen für uns fünf an der Ostsee gebucht.

Die Kinder wollen Quallen streicheln (ja, ernsthaft) und Muscheln sammeln.

Ich will, dass meine Haut abends salzig riecht und dass man nachts zeitgleich die Sterne sieht und die Wellen brechen hört.

Ich möchte Möwen kreischen und die Kinder lachen hören.

Einmal den Reset-Knopf drücken.

Nicht an den mit Arztterminen gefüllten Terminkalender denken. Überhaupt: weniger denken, mehr fühlen.

Das Foto hat mein Mann heute gemacht. Wir waren in unserem Schrebergarten. Die weißen Johannisbeeren sind am leckersten.

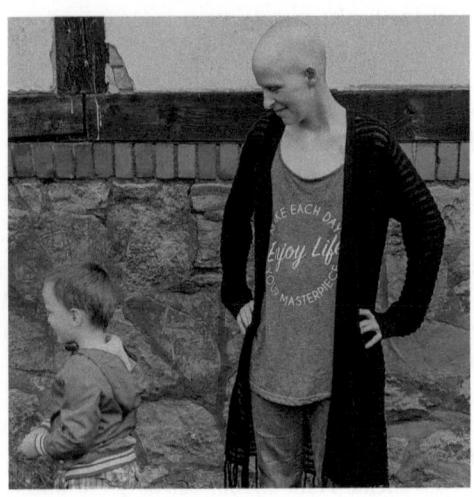

19.06.2018

#brauchtdentagnochjemandoderkannderweg

Ich habe versucht, einen Papierhut zu falten. Mit exakt be-
bilderter Anleitung.
Nach dem dritten Versuch habe ich aufgegeben. Und bin
innerlich schier verzweifelt.
Was wie eine übertriebene Reaktion erscheint, ist einfach nur
der Funke, der meinem Nervenkostüm heute den Rest gegeben hat.
Von Mittwoch auf Donnerstag wollten mein Mann und ich
einen Mini-Urlaub machen. Bevor die Bestrahlung beginnt.
24 Stunden nur wir beide. In einer 50km entfernten Stadt,
damit man rasch wieder daheim sein könnte.
Wir haben seit fünf Jahren weder zusammen ausgeschlafen,
waren alleine essen oder im Kino.
Und das war ok. Wir haben uns ja schließlich für drei Kinder
entschieden. Aber jetzt haben wir uns diese Auszeit wirklich

gewünscht.

Hotel war gebucht, Restaurant reserviert, Kinokarten gekauft.

Dann sagt der Babysitter für unseren Jüngsten ab, und ich finde keinen Ersatz.

Seit ein paar Tagen habe ich zudem mehrere Stunden täglich Rückenschmerzen aus der Hölle und meine Lymphknoten im Kiefer sind geschwollen.

Die Autoversicherung will den Blechschaden nicht wie vorher telefonisch angekündigt bezahlen und meine rechte Brustnarbe schmerzt seitdem ich meinen 11kg-Brocken heute Vormittag ins zweite OG gehievt habe.

Heute Abend war ich zu laut und zu ungerecht zu den Kindern. „Du brauchst nicht immer gleich so schreien", warf meine Tochter mir berechtigterweise an den Kopf.

Nun liege ich neben meinem Jüngsten, damit er einschlafen kann. Und kann keinen Lärm, Schmerz und Ärger mehr ertragen. Wie so ein Mensch.

Das Foto ist von letzter Woche. Wir waren Kirschen pflücken gewesen.

Mein Mann war so im Kirschpflückwahn, dass immer noch welche im Kühlschrank stehen und sich erstaunlich lange halten. :)

Ich freue mich, dass wir das kommende Wochenende an die Ostsee fahren. Und habe zeitgleich Angst, dass uns wieder irgendwas einen Strich durch die Rechnung machen könnte.

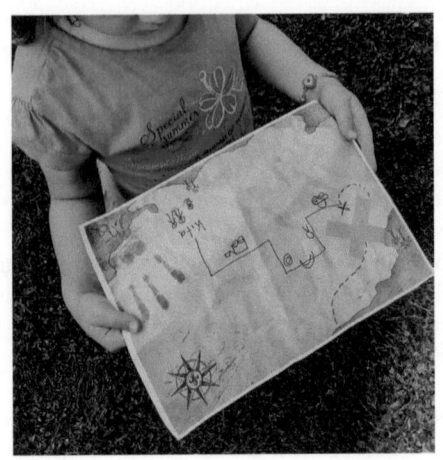

19.06.2018

#Schatzsuche
#der.Schatz.waren.Stifte
#damit.wurden.Gespenster.gemalt
#die.gibt.es.nur.im.Fernsehen.denken.die.Kinder
#wenn.die.wüssten

Ich bin bereit für einen neuen Versuch.
Und würde das Schicksal am liebsten bitten, diesmal fair zu
spielen. Keine krummen Dinger mehr.
Aber so funktioniert das nicht.
Ich habe keine Glaskugel. Und es gibt eine Garantie für rein
gar nichts.
Das ist bitter, aber auch wahr.
Das tut weh, aber macht auch frei.

Dadurch, dass mir das Schlimmstmögliche bewusst ist, habe ich die Chance das Bestmögliche im jetzigen Moment zu finden.

Das klappt nicht immer. Und muss es auch nicht.

Manchmal bin ich wütend. Dann aber richtig. Oder traurig. Tieftraurig.

Manchmal male ich gedanklich alles schwarz. Nicht einfach nur schwarz, sondern ein triefendes, klebriges pechschwarz.

Und manchmal erfüllt es mich mit einem so tiefen Gefühl der Zufriedenheit, abends vor dem Bett der Kinder zu stehen und deren Herzschlag zu beobachten. Und dabei zu denken: Es gäbe keinen Ort der Welt, an dem ich jetzt lieber wäre.

Ich möchte keine Gefühle verdrängen. Verdrängen ist Mist. Dadurch, dass ich tränenreiche Nächte akzeptiere, hat mein Herz in anderen Stunden Platz für Neues.

Und ich möchte mir selber die Frage vor Augen halten:
Ist es wirklich wichtig?
Der Babysitter hat abgesagt? So what?
Ich lebe, es ist Sommer, meine Kinder und mein Mann sind gesund. That's what.

Mein Sohn verkündete bei unserer Schatzsuche „Der Schatz ist immer da, wo das X ist".
Nein. Da kommt keine tiefgründigere Weisheit oder Interpretation hinterher. Er sagte es einfach mit einer so beeindruckenden Vehemenz, dass ich mir dachte: Bitte geh genau so weiter durchs Leben. Sei klar. Sei abenteuerlustig. Sei ein bisschen verrückt. Sei tollpatschig. Sei du.
Versuch bitte nie, jemand anderes zu sein. Weil du bereits die beste Version von dir selber bist.

Das Leben gibt die Zeit vor. Es ist an uns, sie zu füllen.

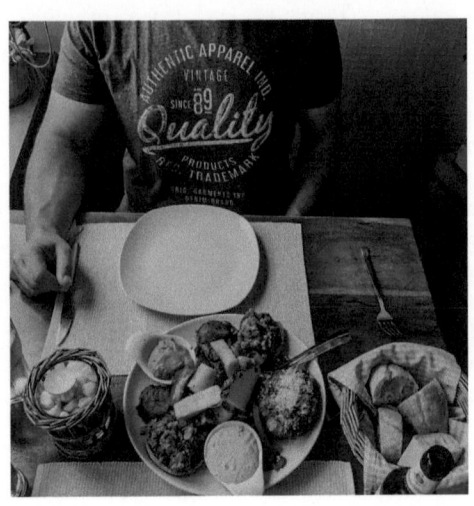

20.06.2018

#DuschreistHurrainmeinGesicht
#HurraHurra
#unddannkommtLicht
#InallmeinSchwarzdeingrellstesBlinken
#DeinHurragegendasVersinken
#DuziehstmeinerScheißAngst
#miteinemSchwungdieOhrenlang
#Bosse

"And I'd choose you; in a hundred lifetimes, in a hundred worlds, in any version of reality, I'd find you and I'd choose you."

(Kiersten White)

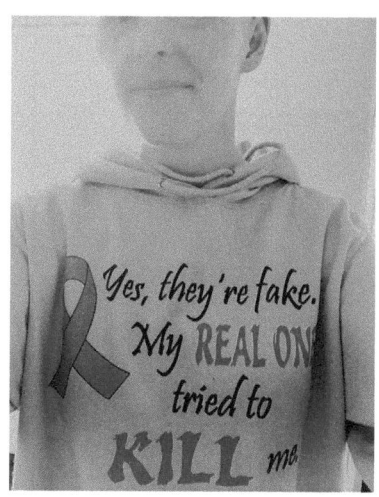

21.06.2018

#lassunslebenwieeinfeuerwerk
#WincentWeiss

„Es ist voll blöd, dass der Menschenaffe nicht richtig sprechen kann". Ich befürchte mein Mann wird aufgrund meiner sinnvollen Kommentare keinen weiteren StarWars-Film mit mir im Kino gucken wollen. ;)

Drei Wochen nach der OP versuche ich, mich nun langsam mit dem Prothesen-BH anzufreunden.
Ich habe mir diesen Spruch auf einen Pullover drucken lassen. Er steht dafür, dass mir trotz all dem Mist mein Humor nicht abhandengekommen ist. Und der ist manchmal platt und meistens schwarz. Aber immer wichtig.

„Yes, they're fake. My real ones tried to kill me"

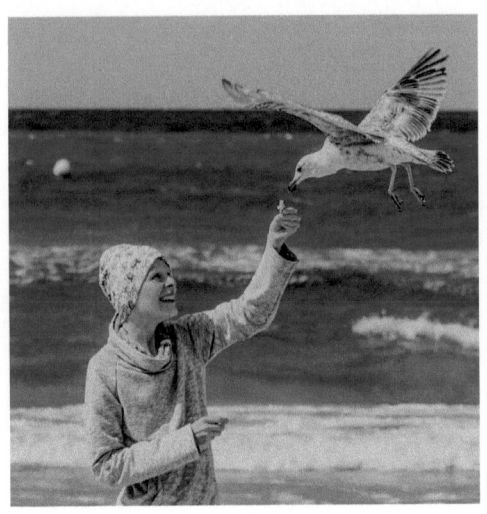

24.06.2018

#anTagenwiediesen
#erlebenwirdasBeste
#undkeinEndeinSicht
#TotenHosen

#dubegegnestimmernurdirselbst
#inallem

„Maybe it's not about the happy ending. Maybe it's about the story."

Eine Außentemperatur von 16 Grad konnte uns nicht davon abhalten, in die Ostsee zu gehen. Das Wasser war immerhin auch zwei Grad wärmer als die Luft.
Die Kinder haben sich in einem ausgeklügelten Wechselspiel von Wasser- und Sandelementen paniert und bezeichnen sich nun sehr treffend als „Sandmännchen".

Der Soundtrack des Urlaubs ist „Eisgekühlter Bommerlunder". Die Melodie verschwindet manchmal aus dem Kopf, und dann fängt einer von uns wieder an und am Ende stimmen meist alle ein.

Heute gelernt:
Hagebuttenblüten riechen intensiver nach Rose als Rosen selber.
Sanddorneis schmeckt an manchen Eisdielen lecker und an manchen wie parfümierte Lakritze.
Der vehement und überzeugend hervorgebrachte Ausruf „Ich werde NIEMALS schlafen!", ist ein sicheres Anzeichen dafür, dass das entsprechende Kind binnen Minuten eingeschlafen sein wird.
Und: Das Leben könnte schlechter sein.

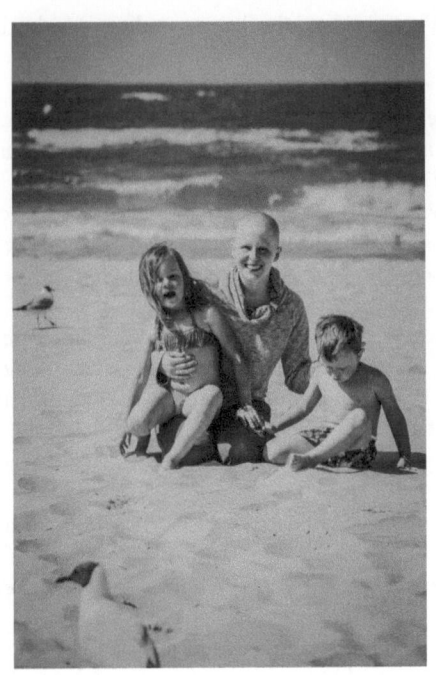

25.06.2018

#eskönnteallessoeinfachsein
#istesabernicht

Es ist Montag.

Der erste Montag in diesem Jahr, an dem mir niemand Blut abnehmen möchte.

Das ist neben dem Nervfaktor auch deshalb gut, weil mein rechter Arm seit der OP nicht mehr zum Blutabnehmen geeignet ist.

Und im linken Arm ist die Vene so grottenschlecht, dass die Arzthelferin das letzte Mal drei Mal stechen musste. Meine Idee, stattdessen doch einfach im Bein Blut abzunehmen, überhörte sie geflissentlich und piekste schließlich in meinen Handrücken.

Morgen habe ich einen langen Termin in der Strahlenambulanz („Bringen Sie viel Zeit mit"). Dass ich für die Bestrahlung angemalt werde, wurde mir bereits verraten. Welche Überraschungen sie sonst noch bereit halten nicht.

Ich werde die Zeit bis dahin mit Lymphdrainage überbrücken. Nicht, dass mir vor lauter Ärzteentzug noch langweilig wird.

Gestern Abend kamen wir aus unserem Kurzurlaub wieder.

Ich habe so viele Fotos gemacht, als würde ich versuchen Momente festzutackern.

Vor Lebendigkeit sprudelnde Kinderaugen, salzig schmeckendes Meer, Sand zwischen den Zehen und Sanddornwein mit meinem Mann.

Die Ehrfurcht vor der Naturgewalt des Meeres und des Lebens an sich.

Sich wieder wundern können. Staunen können. Und sagen können: Ja, es ist gut.

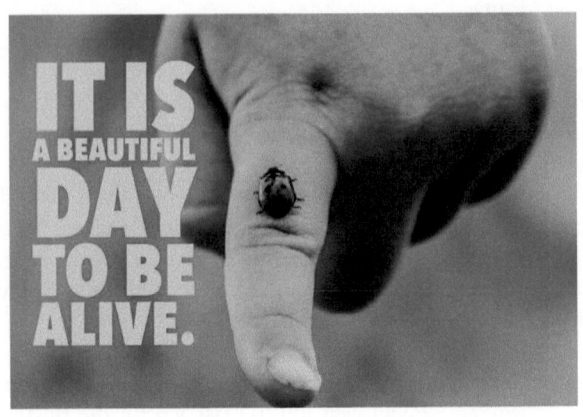

27.06.2018

Ich saß heute zum ersten Mal seit Monaten wieder in der Unibibliothek und hatte vor Freude darüber ein Tränchen im Auge.

Dann habe ich einige Vorlesungsfolien runtergeladen. Beim Klicken auf das Thema „Sterben und Tod" lädt plötzlich nichts mehr und ich stellte fest: Das Thema ist wohl noch nicht dran (welch schöne Metapher).

Gestern bei der Bestrahlungsambulanz wurde ein Planungs-CT gemacht.

Ich wurde angemalt und großzügig vom Hals bis zur Hüfte mit Pflastern beklebt. Das soll bis Montag (=Bestrahlungsbeginn) so bleiben.

Nicht duschen. Kein Deo.

Falls also jemand etwas Merkwürdiges riecht…

Und wenn die aufgebrachten Markierungen trotzdem abgehen, soll mein Mann diese einfach mit einem Edding wieder aufmalen.

Es ist mir zu anstrengend, die Kompetenz dieser Aussage infrage zu stellen.

Ich sitze nun auf dem Univorplatz. Hier ist das Bulgursalat essende Mädchen mit ihrem geblümten Kleid und der rosa Haarspange.Und der schlaksige Typ, der in der Büchertelefonzelle nach Büchern kramt und diese auf dem Gepäckträger seines klapprigen Fahrrades festschnallt.

Oder der Mann in dem gebügelten Anzug, der auf der niedrigen Steinbank sitzt, wodurch seine Hose nach oben rutscht und seine Comic-Socken offenbart.

So viele Facetten.

So viel Alltag.

Und ich mittendrin.

Das Foto ist vom Wochenende. Der Marienkäfer auf der Hand meiner Tochter.

Gestern saß auch einer auf dem Arm meines jüngsten Sohnes. Mein Mann konnte ihn gerade noch davon abhalten, ihn aufzuessen.

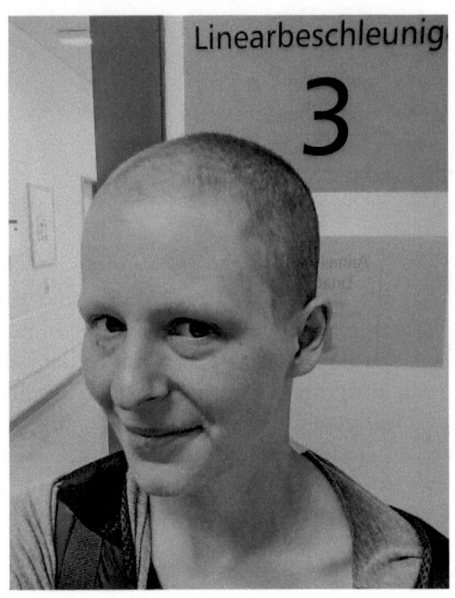

29.06.2018

#krebsistkacke
#humormittumor
#Yesterdayallmytroublesseemedsofaraway

„Kommen Sie heute Vormittag zum Linearbeschleuniger 3. Dort bekommen Sie Ihre neuen Markierungen." Dieser Satz könnte auch aus einem Science Fiction Film stammen. Wäre mir auch lieber gewesen.

Man wird übrigens merkwürdig angeguckt, wenn man vor wegbeschreibenden Schildern ein Selfie macht. Wie gut, dass mich kopfschüttelnde oder sonstwie auf mein Verhalten reagierende Menschen mittlerweile (meist) nur wenig tangieren.

Man kann es eh nicht allen recht machen. Und das Beste: Man muss es auch gar nicht.

Gestern war ich zu Fuß unterwegs, um meine Tochter von einer Spielfreundin abzuholen.
Während ich so ging, ereignete sich in meinem Gehirn innerhalb weniger Millisekunden folgender inneren Dialog:

„Hey, es wäre doch cool, wenn du jetzt joggen könntest"
„Hm, aber du hast ja keinen Sport-BH an"
„Warte.. du hast ja auch keine Brüste!"
„!"
„Ok. Let's go!"

...und dann lief ich los.
Nicht lange. Nach kurzer Zeit fiel mir ein, dass joggen nicht so gut in meinen auferlegten „nicht waschen/nicht duschen"-Plan passt. Aber ich lief!

Um zu verstehen, was es wirklich für mich bedeutet:
Seit Ende Dezember war mir bewusst, dass ich mich evtl. von meinem Leben, ganz sicher aber von meinen Brüsten trennen muss. Und während der ganzen Chemo hielt mich der Gedanke aufrecht, dass ich irgendwann ohne Brüste joggen gehen möchte. Weil es bestimmt toll ist, ohne Brüste zu joggen. Und weil es gedanklich immer für den Beginn eines neuen Lebensabschnitts stand.
Und die ersten Schritte dahingehend habe ich gestern getan. Und es hat sich scheiße gut angefühlt.

Die Mutter der besagten Spielfreundin begrüßte mich dann mit den Worten „Ich würde gerne wissen wie es dir geht, aber ich weiß gar nicht, was die richtigen Fragen wären"
„Das ist nicht schlimm", antwortete ich, „ich weiß nämlich auch nicht, was die richtigen Antworten wären."

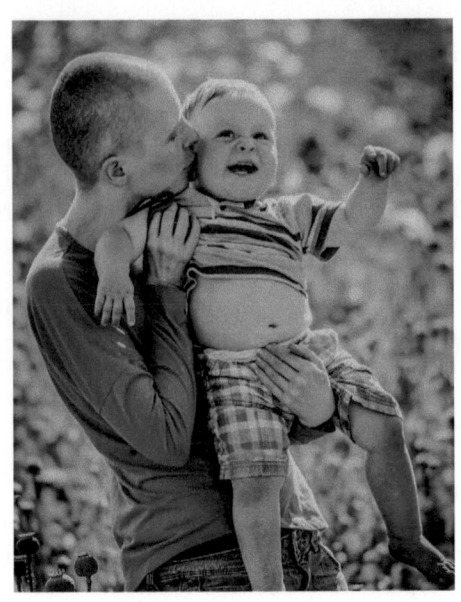

01.07.2018

#IchweißdeineMonstersindgenauwiemeine
#undmitdenenbleibtmanbessernichtalleine
#deineBeinetragendichnichtwiesiesollten
#sooftgehendiedienochnichtweggehenwollten
#Ichweißichweiß
#undichertragesnicht
#wirsindhelden

Gestern. Ich habe eine 1000jährige Linde gesehen, angefasst, bestaunt. Ihr Stamm hatte einen Durchmesser von mehreren Metern.
Diese Linde ist seit so vielen Jahren am Leben, hat Vieles kommen und dann wieder gehen sehen. Die Lebendigkeit

von etwas 1000jährigem zu berühren - das hat mich beeindruckt und geerdet.

Ich habe frisches Quellwasser direkt aus dem Fluss getrunken. Und ich war mit den Füßen in dem (sehr eisigen) Wasser. Habe die Kälte in meinem ganzen Körper, die kleinen Steine unter meinen Füßen und das Leben in meinen Adern gespürt.

„Stört es dich eigentlich, dass ich keine Brüste mehr habe?", fragte ich meinen Mann. „Nein, weil ich dich als Gesamtpaket liebe und nicht einzelne Körperteile von dir."
Eine schöne Reaktion. Und nicht überraschend, weil ich sie genauso von meinem Mann erwartet hätte und die Frage bisher nur aus dem Grund noch nicht gestellt hatte, weil ich die Antwort bereits kannte.
Schönheit liegt im Auge des Betrachters, und was man liebt, ist immer schön.

Ich bin so ambivalent.
Ich lebe und liebe nun etwas tiefer, tanze mehr und lache lauter.
Und starre nachts mit leerem Blick und angsterfüllt die Decken an.

Das Foto ist etwas Besonderes: Es war mir körperlich sehr lange nicht möglich meinen Sohn hochzuheben. Gestern habe ich es zum ersten Mal seit so langer Zeit wieder versucht.

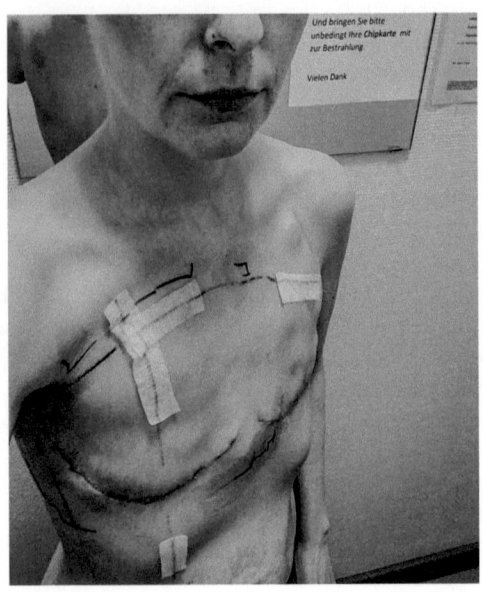

02.07.2018

#vergessenSiebitteIhreChipkartenicht
#anddontforgettorocknroll

Mein Gedankenkarussell ist ein nachtaktives, klebriges Monster, welches scheinbar kaum Schlaf benötigt, weil es auch tagsüber öfter mal um die Ecke schielt.
Es besitzt die Fähigkeit sich an allen möglichen Oberflächen anzuheften. Es ist hartnäckig und immun gegen Ablenkung und Entspannungsübungen.
Es ist mir bisher noch nicht gelungen, mich mit ihm anzufreunden.
Ich glaube, es mag keine Menschen. Ich weiß nicht mal, ob es sich selber mag und das wäre ja schließlich die Vorausset-

zung dafür, andere mögen zu können, nicht?

Sind meine Rückenschmerzen lediglich Folgen der Chemo und OP?
Habe ich mich wirklich nur verschluckt oder sind es Metastasen in der Lunge?
Mir springen Sätze aus Arztberichten ins Gedächtnis. Ungünstige Prognose. Erhöhte Tumormarker.

Vor Hilflosigkeit erstarrt stelle ich mir dann vor, wie mein Todesurteil vor meinen Augen auf Papier eingebrannt wird. Und es gibt nichts, was ich tun könnte.
Ich könnte ohnmächtig werden, denke ich dann. Das wäre doch gut, weil dann müsste ich dieses Gefühl nicht mehr ertragen.
Mir wird übel und schwindelig vor Angst. Die erlösende Ohnmacht bleibt aus.
Ich kann nichts tun als ein- und auszuatmen.
Und es ist doch ein Glück, dass ich genau das kann.

Das Lächeln in meinem Gesicht ist immer noch da. Und meine Augen strahlen mehr denn je. Trotz allem. Wegen allem.
Es gehört jetzt beides dazu. Mein ängstliches Ich, mein glückliches Ich. Viele Abstufungen dazwischen. Und die Erkenntnis, dass das eine das andere nicht ausschließt.

By the way: Bestrahlung 1/33

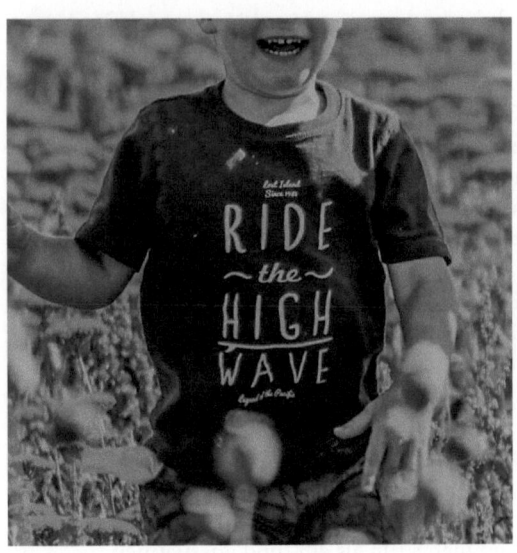

05.07.2018

#siehstdumichzumRandderWeltgehen
#dannsammleichSteine
#vonBrücken

„Lymphdrainage während des Chemo-, OP- oder Bestrah-
lungszeitraums kann übrigens eventuell noch vorhandene
Krebszellen im ganzen Körper verteilen", erzählte mir die
Physiotherapeutin im Plauderton, so als würde man über das
leckerste Rezept für Waffeln philosophieren, während ich
bei ihr zur Lymphdrainage auf dem Tisch lag und sie fleißig
Zellen in meinem Gewebe hin- und herschob.
Aha.
Solche Sätze kann man ja mal so nebenbei raushauen.
Ich habe daraufhin unterschiedliche Ärzte nach deren Mei-
nung gefragt. Und unterschiedliche Antworten bekommen.
Also alles wie immer: Nobody knows the truth.

Mein Terminkalender am Handy ploppt ständig auf, damit ich auch ja keine Termine vergesse.
Heute steht Bestrahlung Nr. 4/33 auf dem Plan, mittags Antikörperinfusionen und abends Krankengymnastik.

Ich möchte gerne allem gerecht werden: meinen Kindern, meinem Mann, meiner Gesundheit, meinem Studium, dem Haushalt, mir. Vor allem mir. Denn mein Wohlbefinden ist die Grundlage für alles andere.

Der Tag hat zu wenig Stunden. Und dann manchmal, wenn tatsächlich ein freies Zeitfenster kommt, verfalle ich in eine Art Starre. Unfähig zu realisieren, was alles passiert ist. Hin- und hergerissen zwischen den Prioritäten, die ich setzen soll. Ich habe so viele Pläne und versuche, sie in Einklang zu bringen. Kurzfristige Pläne (Zelten mit meinen Kindern, meditieren, endlich die verdammte Johannisbeermarmelade kochen bevor die Beeren oll werden,..), konkurrieren mit den mittelfristigen (Studium etc.) und an die langfristigen wage ich mich bisher nur schemenhaft heran (heimlicher größter Wunsch: irgendwann einmal Oma werden zu dürfen).

Neulich stand ich mit meiner Tochter auf einem Trampolin. „Mama, hüpf einfach so doll du kannst. Und dann noch ein bisschen doller!".

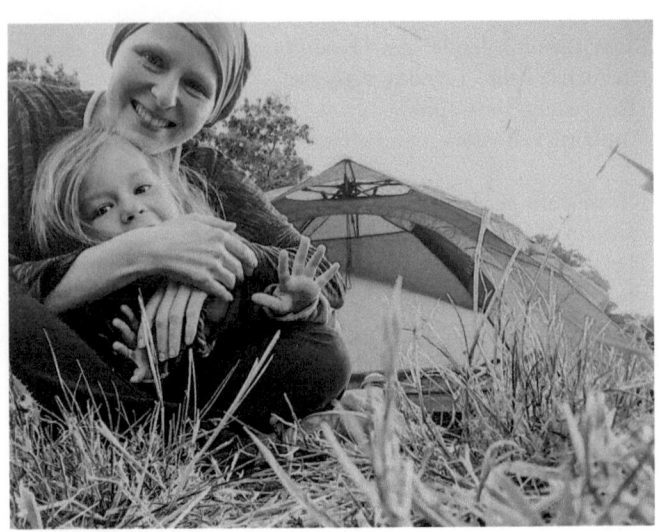

07.07.2018

#ichglaubeichmöchtediesefraugarnichtkennenlernen

#memoriestolastalifetime
#motherdaughtertime
#andnothingelsematters

Ich kenne einen Mann, der (aus guten Gründen) seit vielen Jahren keinen Kontakt zu seiner leiblichen Mutter hat. Neulich rief er sie an und fragte, ob sie Interesse hätte, erstmalig ihre Schwiegertochter und ihre Enkelkinder kennenzulernen.

„Vielleicht irgendwann einmal, jetzt gerade habe ich genug Stress", antwortete diese Frau.

Welch gefährliche Idee zu glauben, man hätte Zeit.

Meine Tochter und ich zelten heute.

Wir sind randvoll mit Fruchtgummi, Stachelbeeren und schönen Erinnerungen.

Ich schätze, wir werden nachher nicht gemeinsam draußen sitzen, um nach Sternschnuppen zu suchen, sondern werden eng zusammengekuschelt im Zelt liegen. Meine Tochter wird vor Kälte bibbern. Ich werde ihr meinen Pullover überziehen. Sie wird kurz meckern, dass sie heute Abend keine Serie gucken kann. Dann werden wir über Gott und die Welt reden. Und dann wird sie einschlafen. Mit einem Lächeln im Gesicht und ihrer Hand in meiner.

Mein Yogiteebeutel verkündete gestern:

„Gehe nur Wege mit Herz."

Da steckt so viel Wahrheit drin.

Denn am Ende ist doch nur eines wichtig: wie sehr wir gelebt und geliebt haben. Das klingt möglicherweise platt. Aber ich glaube die Wahrheiten der Welt verstecken sich nicht hinter hochtrabenden Sätzen, sondern stellen sich letztlich wirklich als so schlicht heraus.

Bestrahlung 5/33

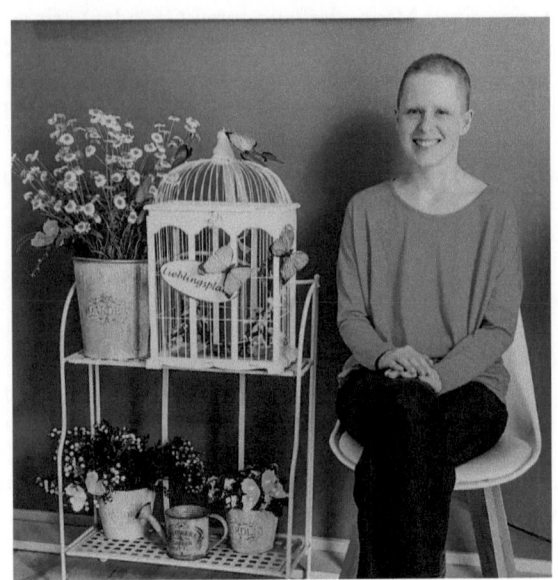

10.07.2018

#Wartezimmerromantik

Ich werde heute in drei Wartezimmern sitzen.
Mittlerweile habe ich ein Auge für die Feinheiten: manchmal erwartet einen Wasser mit frischen Zitronen- oder Gurkenscheiben, manchmal nicht mal ein nettes Wort zur Begrüßung.

In manchen Wartezimmern ist die Stimmung besonderer als in anderen. Was vielleicht daran liegen mag, dass die Leute kränker sind. In der Strahlenklinik zum Beispiel. Hier wird über den Tod und vor allem über das Leben philosophiert. Und wie dicht beides nebeneinander liegt.
Oft sind es nur ein paar Worte eines Arztes oder ein Blutergebnis. Und dann sehe ich einen Patienten mit Tränen

im Gesicht und hängenden Schultern aus dem Arztzimmer schleichen.

Gerne würde ich sagen „ist ja nicht so schlimm", oder „das Leben geht weiter". Aber in manchen Fällen wäre beides gelogen.

In Wartezimmern wird um Termine gefeilscht und es werden Formulare ausgefüllt und unterschrieben. Das kann mein Gehirn mittlerweile so routiniert, dass es mich dafür gar nicht mehr benötigt.

Man sieht die Arzthelferinnen nach Hause gehen und hat das Gefühl, sie atmen vor der Tür einmal laut aus, um den Tag und die Eindrücke hinter sich zu lassen und sich dem eigenen Leben widmen zu können.

Manche Patienten sitzen besonders lange im Wartezimmer, weil der Arzt mit ihnen zuletzt sprechen möchte. Das verheißt meist nichts Gutes und das wissen die meisten Patienten. Sie sitzen dann da, starren die Wand an und fragen sich, wie das eigentlich alles passieren konnte. Und ob man die Situation ändern könnte, wenn man einfach aufsteht und die Arztpraxis verlässt.

Man kann es nicht.

Und so sitzen wir alle in Wartezimmern und warten. Darauf, dass Ärzte, denen wir manchmal so halb, manchmal aber auch ganz vertrauen, das tun, was am Ende hoffentlich unser Leben retten wird.

Der Alltag muss hinten anstehen, wir fahren Bus und Bahn, suchen Parkplätze, führen Diskussionen mit der Krankenkasse, warten auf Blutergebnisse, lassen Infusionen in unsere Körper laufen und uns Blut aus längst vernarbten Venen abnehmen.

Weil wir so sehr leben wollen.

Wir Wartezimmerhelden.

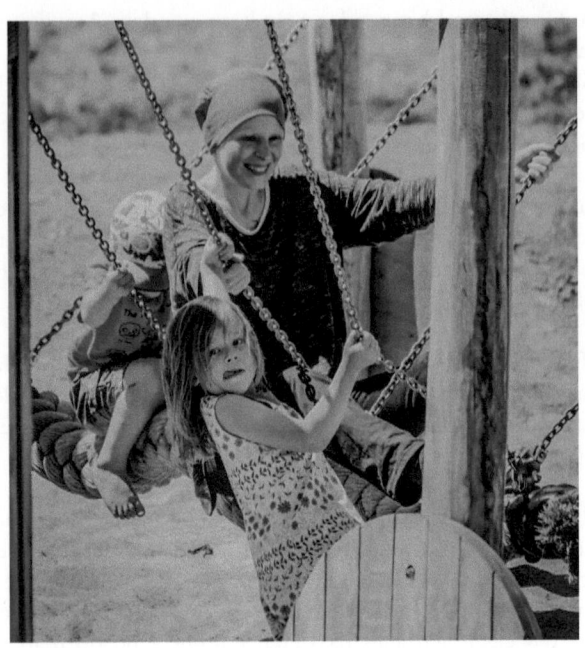

12.07.2018

#wenndueinLeidnurkräftiggießt
#glaubesmirdannwächstes
#heisterkamp

Neulich ging ich mit meinem Mann in eine Apotheke. Ich brauchte neue Pflaster für meine Narben. Die Apothekerin verstand nicht, welche ich genau meinte. Also hob ich meinen Pulli und zeigte ihr die Pflaster, die ich gerade verwende und die ich wieder haben möchte.

„Du kannst die Leute doch nicht so schocken", meinte mein Mann.

„Die Frau wird jetzt nach Hause gehen und deprimiert denken: Scheiße, sowas könnte mir auch passieren".

Ich denke nicht, dass ich einen bleibenden Eindruck bei der Apothekerin hinterlassen habe und dass sie berufsbedingt solche Situationen gewohnt ist.
Aber wenn, dann denke ich mir, geht sie nach Hause und denkt „Scheiße, sowas könnte mir auch passieren" und weiter „ich sollte meinem Kollegen endlich sagen, dass ich mich in ihn verliebt habe / ich sollte endlich diese Reise machen, die ich immer aufschiebe / ich sollte mich endlich aus der Beziehung befreien, in der ich nicht glücklich bin".
Ich sollte endlich das Leben führen, das ich führen möchte, mit den Menschen, die ich dabeihaben möchte. Weil das Leben kostbar ist. Und unberechenbar. Und einmalig.

Die Konfrontation mit dem Gedanken „das könnte mir auch passieren" kann aus meiner Sicht vor allem Demut auslösen. Natürlich auch Angst. Und ganz viel Dankbarkeit.
Das eigene Leben mag zwar nicht rosarot sein und vermutlich strahlt man nicht durchgehend wie ein Honigkuchenpferd. Aber da ist so viel, wofür man dankbar sein kann.
Und soviel von dem, was Anlass zur Unzufriedenheit ist, kann durch eigenes Eingreifen geändert werden.

Ich habe kein Problem damit, meine Narben zu zeigen. Weil ich sie nicht schlimm finde.
Ich wurde kürzlich gefragt, ob meine Kinder mich nach der OP schon nackt gesehen hätten. Ja. Ich dusche und verhalte mich zuhause ganz normal. Und weil ich das als Normalität vorlebe, empfinden auch meine Kinder das so.

Und Mitleid wäre an jeder Stelle fehl am Platz. Weil ich so verdammt viel in meinem Leben habe, wofür ich dankbar bin.

Bestrahlung 9/33

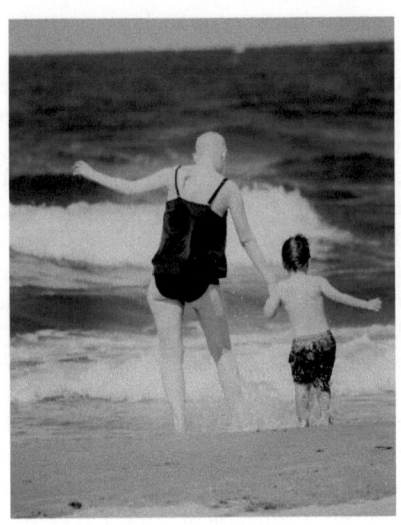

#whenIfindmyselfintimesoftrouble

Die Strahlenklinik.

Im Wartebereich sitze ich neben zwei Frauen. Die eine versucht ihre verquollenen Augen in einer Kochzeitschrift zu verstecken. Die andere spielt ein Spiel auf ihrem Handy und nur ihr unruhig wippender Fuß lässt vermuten, dass sie lieber woanders wäre.
Im Flur riecht es nach Erbsensuppe.
Zwei Ärztinnen unterhalten sich darüber, mit welcher Fluglinie sie die besten Erfahrungen gemacht haben. Ich möchte die Zeit nutzen, um mir längst überfälligen Lernstoff anzueignen. Mangels williger Gehirnkapazitäten lasse ich es. Mein Hirn sieht dies als seine Chance, um den ewig kreisenden Gedanken Aufmerksamkeit zukommen zu lassen. Bad idea.

Ich glaube, dass einem in den schlimmen Momenten bewusst wird, was wirklich zählt.
„Es tut mir leid, aber es ist Krebs."
Da war kein Gedanke an irgendwas Materielles oder Statusbezogenes. Ich habe einfach nur gedacht „Oh Gott, meine Kinder!"

Und auch wenn ich heute noch oft vor Wut zerspringen und vor Angst die Wände hochgehen könnte, so gewöhne ich mich doch langsam an diesen neuen Grundtonus.
Die Unbeschwertheit ist weg. Damit werde ich klarkommen.
Noch nicht jetzt, aber ganz allmählich.

Es wird erträglicher, wenn man trotz ständiger Seitenhiebe des Lebens den Mittelfinger noch lächelnd ein Stückchen höher strecken kann.
Und wenn man dann nicht nachdenkt, kann man sogar zufrieden sein. Weil Glück eben dieser eine Moment ist, in dem man nicht an den zweiten denkt.

Denn je schneller ich versuche, vor der Angst davon zu laufen, desto näher kommt sie. Deswegen bleibe ich manchmal stehen und warte darauf, dass mich eine Welle überrollt.
Aber alles was passiert, sind die Tränen, die über meine Wangen fließen. Nicht in Wellen, nicht aufbrausend, aber mit einer ebensolchen Intensität.

Das Foto hat mein Mann während unserer Ostseetage vor einigen Wochen gemacht.
Das Meer war kalt, aber die Luft draußen war kälter.
Und das war alles egal, denn wir waren zusammen und am Leben.

Bestrahlung 10/33

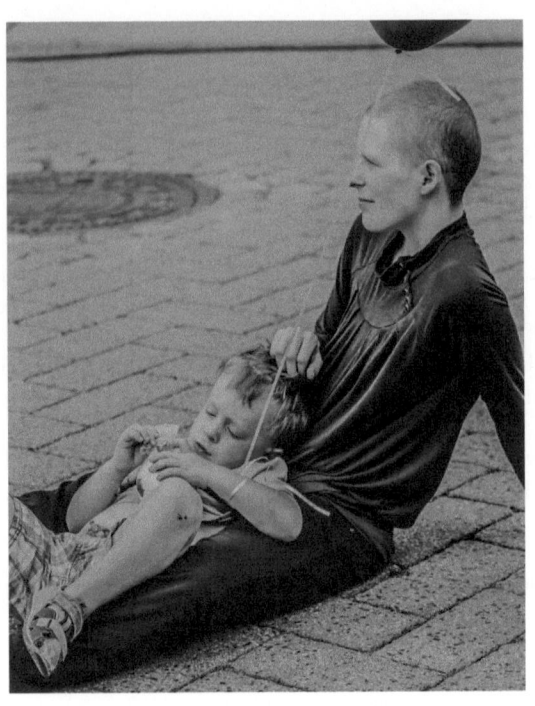

#mamahatkrebs
#undwürdesichauchlieberwaszumspielenwünschen

Sommer 2018.
Wenn ich irgendwann in 30 Jahren auf der Terrasse sitze,
Socken für meine Enkel stricke und an diesen Sommer zu-
rückdenke, möchte ich an unsere Autofahrten zu unseren
Ausflugszielen denken. Mit meinen eigens dafür zusammen-
gestellten Playlists.
#likearollingstone #superkalifragilistikexpialigetisch #mrsrobinson

Daran, wie meine Kinder selbstkreierte Lieder im Auto singen und mein Mann und ich schmunzelnd (und beim zehnten Lied über kacka und pups auch genervt) die Augen verdrehen.

Ich möchte mich an die vielen Momente erinnern, die bei weitem nicht immer nur harmonisch waren. An das Wutgetrampel meines Mittleren. An die tausenden „Wann sind wir endlich da?"-Fragen. An all die Momente, die nicht entspannt, aber immer einzigartig waren.

Auch daran, wie ich meinen Mann ständig angezickt habe. Wegen allen Ungerechtigkeiten des Lebens. Und wie er sich noch nicht mal mehr wundert, wenn er wieder der Blitzableiter für meine ungefilterten Emotionen ist. Ich weiß, er wird es mir in 30 Jahren vergeben haben. Weil er es bereits am Ende eines jeden Tags tut. Dann, wenn meine Wut über alles Nichtänderbare sich als Angst demaskiert hat und nur noch als Tränen auf seinem T-Shirt sichtbar ist.

Heute waren wir in einer Tropfsteinhöhle im Harz. Der Sage nach sollen sich die Wünsche all jener erfüllen, die sich dort auf eine Steinschildkröte setzen (ja, ich fand das auch etwas kurios).
Auf die Frage meiner Tochter, was ich mir gewünscht habe, antwortete ich „dass wir alle gesund sind". „Warum hast du dir nicht was Tolles gewünscht? Etwas zum Spielen zum Beispiel?", fragte sie mich mit ihrer Unbeschwertheit.

Ich möchte dabei sein, wenn die Realität immer mehr Einzug in die Welt meiner Kinder hält. Ich möchte ihnen erklären und zeigen, dass diese Welt zwar grausam und unfair sein kann, aber dass an allen Ecken auch das Wunderschöne durchscheint.
Ich möchte es so sehr.

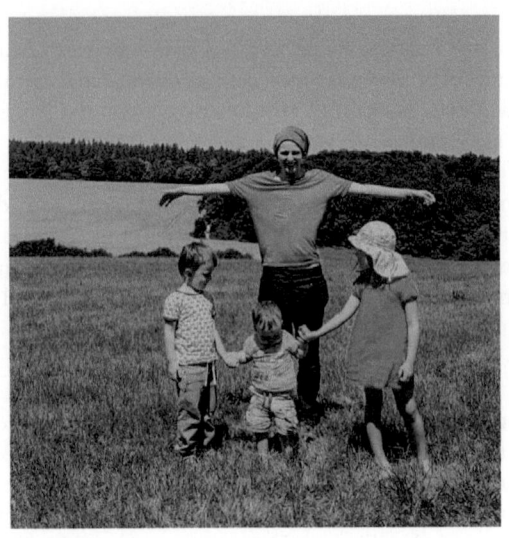

17.07.2018

#allmythreethings

3 kleine Kinder zu haben bedeutet: auf der Toilette zu sitzen während der Einjährige versucht seine Hand zwischen Haut und Toilettenbrille hindurch zu schieben.
Die Fünfjährige bekommt nach mehrmaligem Nachfragen, ob man denn nun Kacka oder Pipi macht, vom Dreijährigen erklärt, dass man das ja wohl riechen könne und er übrigens all ihre Schokotaler, die ihr die Zahnfee heimlich unters Kopfkissen gelegt hatte, aufgegessen hat. Ätschbätsch.

Dies ist der Startschuss für einen erbitterten Kleinkrieg in einer Lautstärke, die fast übertönt, dass sich der Jüngste mittlerweile den Finger an der Wasseruhr gequetscht hat. Weiterhin auf der Toilette sitzend, versuche ich - je nach Bedürfnis des jeweiligen Kindes - zu trösten, zu beschwichtigen, zu meckern und zu schlichten. Gleichzeitig.

Soweit ein Tagesbeginn, der total gewöhnlich ist. Auch nervig. Und auch ganz herrlich normal. Weil meine Kräfte all das wieder zulassen.

Gestern wurde mir Blut zur erneuten Bestimmung des Tumormarkers abgenommen.

Ich weiß, dass Tumormarker umstrittene kleine Mistkäfer sind.

Und ich weiß, dass mein Tumormarker bei nachweislich vitalen Krebszellen im Normbereich lag und bei Vorliegen der Komplettremission dann plötzlich anstieg und den Normbereich sprengte.

Platz für zahlreiche Vorstellungen im imaginären Kopfkino. Nur dass man dabei nicht auf bequemen roten Sesseln sitzt und Popcorn knabbert.

„Frau F., die Ärztin will vor der Bestrahlung noch etwas mit Ihnen besprechen".

Ich sitze halbnackt in der Kabine und überlege, ob ich mich vor Angst in den Mülleimer übergeben muss.

Ergebnis: Der Tumormarker ist gesunken. Ein Felsbrocken fällt von mir ab!

Da spielt es gerade auch keine Rolle, dass meine Leukozyten plötzlich abgesackt sind und die Ärztin fragte, ob sie mich zur Isolation stationär aufnehmen soll. Nein, soll sie nicht. Ich trage draußen jetzt aber erstmal wieder Mundschutz und sitze gerade in der Hämatologie zur weiteren Abklärung.

Und was heißt das jetzt alles?

Weiter hoffen. Weiter bangen. Weiter lieben. Weiter leben.

Bestrahlung 12/33

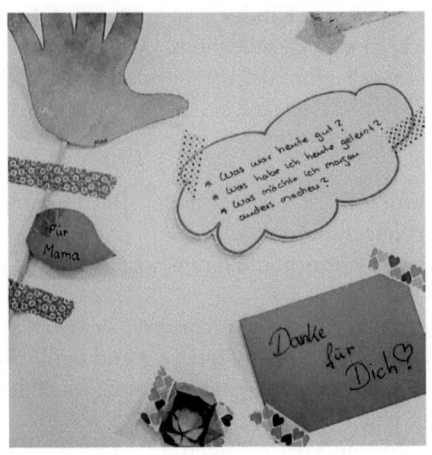

18.07.2018

#alwayslookonthebrightsideoflife

Gestern Abend lag ich mit meinem Mann im Bett. Alle Kinder schliefen. Wir hatten das Fenster auf, man konnte noch einige Vögel hören.

Es roch nach Sommerabend (eine schwer zu differenzierende Mischung aus frisch gemähtem Gras, Grillgeruch, Blütenduft und dem Gefühl, dass die Luft sich abends, wenn die Straßen sich langsam leeren und man ringsherum die Rollladen runtergehen hört, von dem Staub und der Hektik des Tages befreit).

Ich fragte meinen Mann: „Was war heute für dich gut?"
Er zuckte die Schultern. Ich zuckte die Schultern. Und dann überlegte ich.
Da ist so vieles, was ich gerne hätte und nicht habe.
Und da ist noch viel mehr, was ich habe.
„Fokussier dich auf das, was da ist und nicht auf das, was fehlt", sagte ich zu meinem Mann und gleichzeitig auch zu

mir.
Mir wurde bewusst, dieser Moment, so wie wir gerade da liegen: der ist gut.

Ich war mit meiner Tochter einkaufen und sie fragte so niedlich, ob sie eine Töterö-Wurst bekommen kann (nur für den Fall, dass diese Worteigenkreation kein gängiger Begriff ist: Mortadella vom Schlachter, die die Kinder immer so einrollen, dass sie aussieht wie ein Elefantenrüssel).

Mein jüngster Sohn kann seine ersten wackeligen Schritte machen.

Ich habe einigen Leuten gesagt, dass sie mir viel bedeuten. Meinen Kindern sage ich es jeden Tag.

Und ich habe auch jemandem gesagt, dass ich enttäuscht über den Verlauf einer Freundschaft bin.
Das ist auch etwas, was ich lerne: Dinge anzusprechen. Nicht runterzuschlucken. Nicht, weil ich damit irgendwas vom Anderen erwarte, sondern damit MIR gewisse Dinge nicht mehr wie Steine im Magen liegen.

Es war also ein Tag, an dem das Gute das Schlechte überwog, an dem ich bereichert wurde durch andere
Menschen und an dem ich mich selber weiterentwickelt habe, indem ich neue Einsichten gewonnen und mich und die Welt hinterfragt habe.

Es ist immer etwas da, wofür es sich lohnt, dankbar zu sein.

Das Foto ist von unserer Flurwand. Ein Sammelsurium aus Basteleien, Fotos und Geschenken.

Bestrahlung: 13/33

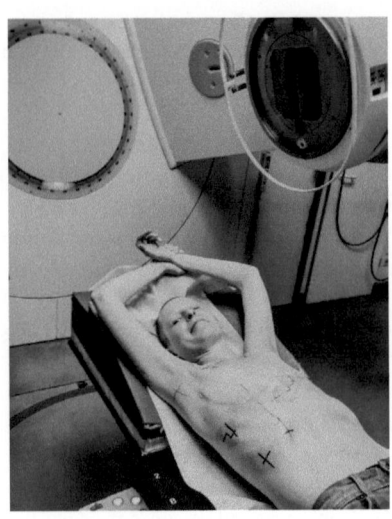

19.07.2018

#siehdieseNarbensiehdieseTränen
#siehdieseArmediesichnichtwehren
#siehdieseAugendieHoffnungteilen
#siehdieseHändedieoffenbleiben
#ThomasD

Es gibt 3 Wartekabinen. Ich habe heute die Nr. 2 zugeteilt bekommen und will mich nach erfolgter Bestrahlung gerade wieder dort hineinbegeben. Da geht plötzlich Tür Nr. 1 auf und eine ältere Dame macht sich - obwohl noch nicht an der Reihe - auf den Weg aus ihrer Kabine.

Die MTA versucht mich vor der den Blicken der älteren Frau zu schützen, indem sie sich mit einem hollywoodreifen Hechtsprung vor mich stürzt, als würde sie eine Kugel für mich abfangen wollen. Das dazu passende „Neeeeeiiin!" beherrscht sie mit ausdrucksstarker Betonung.

Die betreffende ältere Dame zieht sich verwirrt und durch diese Vorstellung sichtlich beeindruckt in ihre Kabine zurück.

Die MTA deutet mir mit einer überschwänglichen Geste und einer Mischung aus Stolz (über sich und die erfolgreiche Bewältigung der Situation), Ärger und Dramatik, dass der Weg zu meiner Kabine nun frei ist.

„Alles ok", sage ich schulterzuckend.
Ich habe doch keine Brüste mehr.
Nothing to see here.
Mein Schamgefühl ist ungefähr so ausgeprägt wie bei einem Mann, der in Badehose das Schwimmbad betritt.

„Oh mein Gott", höre ich die ältere Dame durch die wieder verschlossene Kabinentür leise flüstern. Und bin mir plötzlich gar nicht mehr so sicher, ob es der MTA darum ging, mich vor Blicken Fremder zu schützen oder die ältere Dame vor meinem Anblick: eine nackte junge Frau ohne Brüste, ohne Augenbrauen (aber mit sprießenden Haaren) und einer Maske vor Mund und Nase (Leukozyten weiterhin im Keller).

Ich verspüre den Impuls, der älteren Dame (nagut, es war eine Omi!) zu sagen „Hey, nicht so schlimm. Ich habe keine Brüste, aber ich lebe". Aber das wäre nur die halbe Wahrheit. Vermutlich hat die Omi eine Idee davon, was es bedeutet krebskrank zu sein und dass das äußere Erscheinungsbild zwar das Erste ist, was man sieht, aber nur einen vagen Eindruck über das gesamte Ausmaß vermitteln kann.

Als ich die Omi später in der Hämatologie nochmal sehe, nickt sie mir wissend zu. Ich nicke zurück. Es sind keine Worte nötig.

Bestrahlung Nr. 14/33

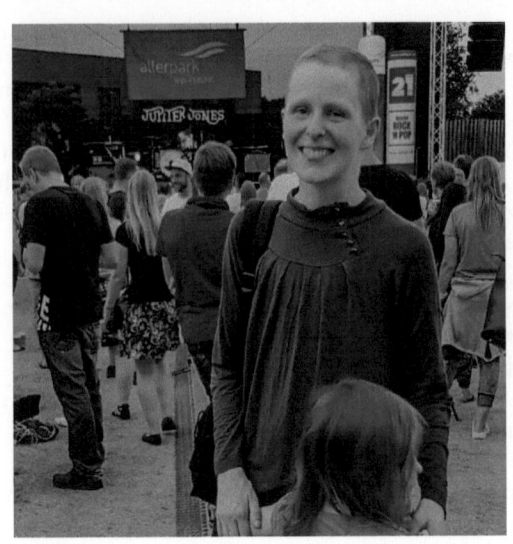

22.07.2018

#JupiterJones

#allesGlückderWelt

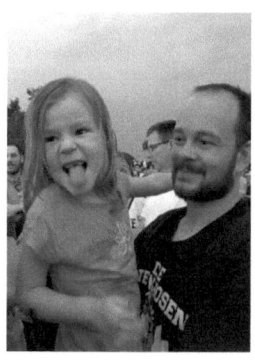

„Komm erzähl' mir was von Morgen, komm erzähl' mir ich bin frei!
Und los, jetzt sing mir was von Springtime, moments come and pass me
by. Und alles Glück der Welt, wenn es das ist, was Du brauchst. Sag
nicht ich hätt' dich nicht gewarnt, wenn am Schluss die Seele raucht."

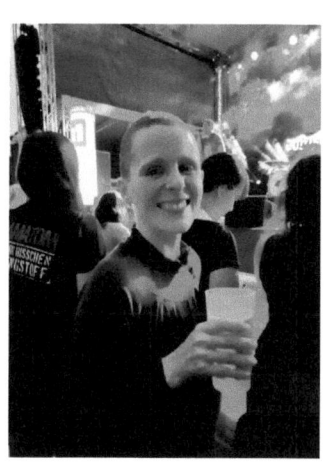

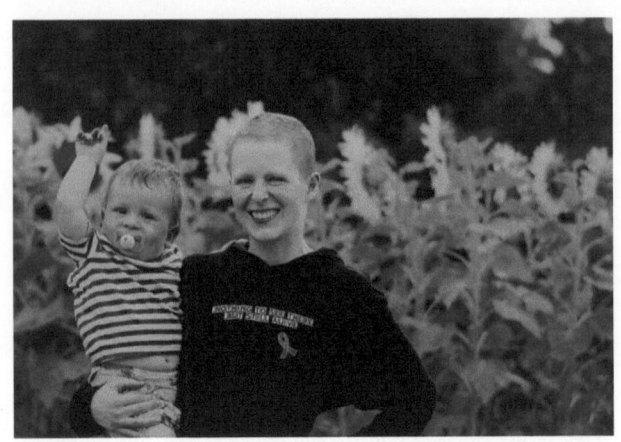

22.07.2018

#nothing.to.see.here
#but.still.alive

Ich liebe tanzende Menschen.

Ich könnte stundenlang beobachten, wie sich Leute ganz von der Musik vereinnahmen lassen und in eine Welt abtauchen, in der sie plötzlich nicht mehr darüber nachdenken, was das Umfeld wohl von ihnen denken mag. Wenn der Bass durch den ganzen Körper fährt und dieser sich automatisch zum Takt der Musik bewegt. Wenn die Luft nach Sommer, entferntem Zigarettenrauch und Leben riecht.

Wenn es egal ist, welchen Beruf oder welche Vorgeschichte jemand hat und man mit vorher unbekannten Menschen laut singt, während die Sonne langsam hinter einem Grashügel verschwindet. Der Ernst des Lebens kann warten. Für den ist jetzt wirklich keine Zeit.

Da war gestern diese Frau Anfang dreißig, die beim Tanzen so viele düstere Gedanken vergaß. Die Lieder mitgesungen hat und die ihr Bier verschüttet hat, weil ihre Füße einfach nicht stillstehen konnten. Die durchgetanzt mit glühendem Gesicht, Schweiß auf der Stirn und strahlenden Augen am Ende des Abends zu ihrem Mann sagte „Ich bin glücklich". Und es auch uneingeschränkt so meinte.

Diese Frau war ich. Und ich schätze, ich werde jetzt mehr Live-Musik hören müssen.

Morgen ist Bestrahlung Nr. 16/33 und erneute Blutabnahme, um dem Mysterium meiner Leukozyten auf den Grund zu gehen.

Da ist er wieder. Der Ernst des Lebens.

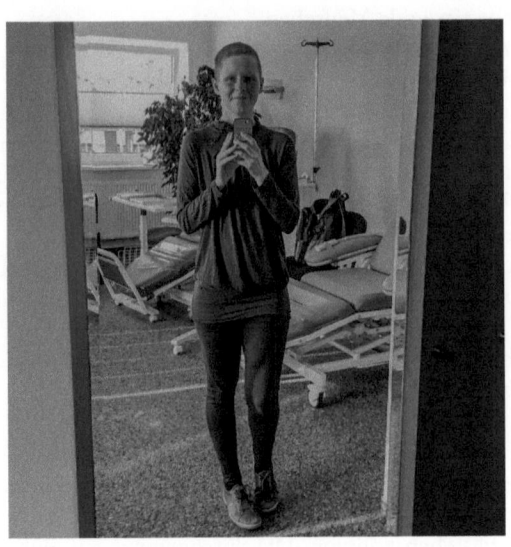

24.07.2018

#programoftheday:
#antikörper #bestrahlung #lymphdrainage #krankengymnastik
#kinderknuddeln #überswetterfluchen #musikhören #lernen #har-
harnatürlichnicht #heidelbeerenessen
#unddannamlebenbleiben

Beim Betreten des Raumes, in dem ich heute meine Antikörperinfusionen erhalte, wird mir erstmal grundsätzlich
schlecht. Mein Körper assoziiert diesen Raum noch zu sehr
mit der Chemo und diese wiederum mit Übelkeit.

Die ältere Frau im Sessel neben mir redet ununterbrochen
mit mir.
„Ich möchte mich gerade nicht unterhalten" ist ein Argu-

ment, das bei ihr nicht gilt.

Ich tippe nun parallel auf dem Handy, schaue demonstrativ weg, und sie redet weiter.

Aber ich glaube, sie sucht kein wirkliches Gespräch, sondern möchte nur loswerden, was zu viel für ihren Kopf ist. Und ich möchte nicht zuhören, weil es zu viel für meinen Kopf ist.

Und weil ich eine spontane Antipathie entwickelt habe, als sie kopfschüttelnd sagte „Sie sollten sich die Brüste wieder aufbauen lassen. Das sieht ja so aus wie bei einem Jungen".

Grenzüberschreitend? Ja.

Geschmacksache? Sowieso.

Spielen vielleicht auch medizinische Gründe eine Rolle? Definitiv.

Muss sie in meinem Körper leben? Wohl kaum.

Fühle ich mich wie ein Junge? *#thisquestionistostupid #butno*

Entscheidungen sind so individuell wie der Mensch selbst. Und mir ist klar, dass das, was sich für mich richtig anfühlt, sich für andere Personen komplett falsch anfühlen kann.

Darum versuche ich, mich mit meinen Urteilen zurückzuhalten. Nicht nur mit meinem Mund, sondern auch in meinem Kopf.

Ich möchte keine Leute be- oder verurteilen, in deren Schuhen ich nicht gehen muss. Weil mir das nicht zusteht. Ich kann mir nicht anmaßen, das ganze Leben eines anderen beurteilen zu können, wenn ich nur kleine Ausschnitte aus seinem Leben kenne.

Wenn ich in den Spiegel gucke, sehe ich, dass mein Körper gezeichnet ist. Aber ich sehe und erkenne immer noch mich.

Mein Körper bildet meine Lebensgeschichte ab. Und diese gehört zu mir. Und ich mag mich.

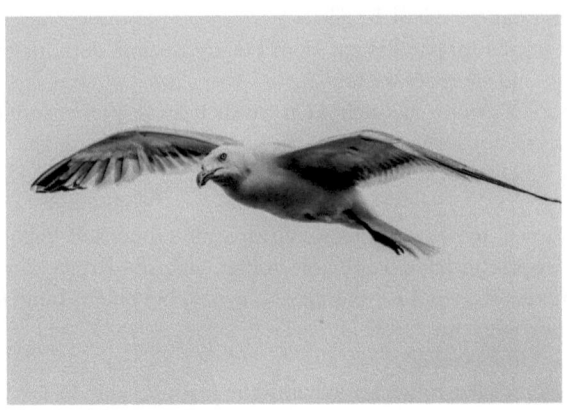

25.07.2018

Mein Mann hat auf einem Rastplatz seine Brieftasche ver-
loren.
Sie enthielt neben 250 EUR noch seinen Ausweis, seinen
Führerschein, meine EC-Karte, seine
Krankenkassenkarte sowie die der drei Kinder, seinen
Schwerbehindertenausweis und seinen Rentenausweis.

Ich stand also in der Küche und schälte grummelig die Kartoffeln, als ein Anruf vom Fundbüro kam. Das Portemonnaie wurde dort in den Briefkasten geworfen.
Es scheint alles da zu sein.
Bis auf die 250 EUR. Die fehlen.

Ich weiß nun nicht, ob ich dankbar sein soll, dass jemand
die Brieftasche wenigstens nicht in den nächsten Mülleimer
geworfen hat.
Oder soll ich wütend sein, weil jemand einem Familienvater
250 EUR aus der Brieftasche klaut?
Mit 250 EUR kaufen wir Windeln, Brot, zahlen Karussel-

chips, tanken, gehen Eis essen, zahlen Miete, leisten Zuzahlungen in der Apotheke, nehmen ausnahmsweise mal die teuren Avocados aus dem Supermarkt und kaufen am Wochenende bunte Tüten für die Kinder.
Kurz: Wir leben von diesem Geld.

Ich habe meinen Mann gefragt „Hättest du vielleicht in bestimmten Lebenssituationen ähnlich gehandelt und das Geld genommen?"
Mein Mann überlegte ernsthaft. Zögerte.
Und sagte dann „Nein. Mir fiele keine Situation ein, in der ich das Geld eines anderen aus seinem Portemonnaie absichtlich entwendet hätte".
Was mag den Dieb/Finder/Portemonnaie-Abgeber angetrieben haben?
Gier? Geldnot? Die Gewissheit, dass er eh nichts zu befürchten hat? Hat er vielleicht spontan gehandelt?
Bereut er es? Freut er sich?
Wird er das Geld in einer Spielhalle verzocken? Wird er damit seine Familie ernähren?

Das Möwen-Foto habe ich in unserem Ostseeurlaub gemacht. Ich hatte Brotkrümel auf meine offene Hand gelegt, und die Möwen hatten sie sich stibitzt.

Während ich das schreibe merke ich, dass dies wohl der erste Post überhaupt ist, in dem meine Erkrankung nicht mal eine Randbemerkung erhält.
Dafür ist am Rande meines Auges nun ein kleines Tränchen, was sich ernsthaft freut.
Mein Körper kann sich vor Wut verkrampfen. Meine Worte können meinen Mann anzischen. Meine Gedanken können philosophieren.
Ich lebe und ich kann das alles.
Und jetzt sitze ich hier und fühle mich eher gesegnet als bestohlen.

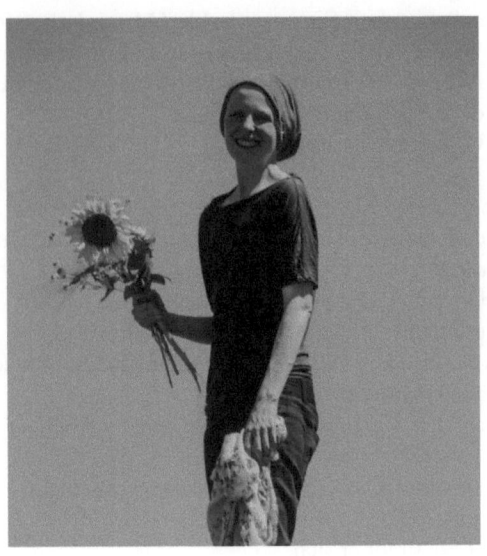

25.07.2018

#wirsindnichtperfekt
#undwolltensniesein

Ich bin nicht ständig positiv. Ganz im Gegenteil. Manchmal
habe ich das Gefühl, die Realität würde sich über mir zu-
sammenbrauen wie ein dunkler Gewittersturm, den man
schon von weitem hat kommen sehen. Der Grund, warum
ich nicht verzweifele, besteht dann darin, dass ich versuche
das Positive zu sehen. Die Betonung liegt auf dem Verb. Auf
dem Versuch. Weil mich der Sturm sonst überrollen würde
und ich mich oberhalb halten möchte.
Und manchmal verzweifele ich auch einfach.
Entweder am großen Überlebensthema. Oder an den Kleinigkeiten des Alltags:

Alles, was mein Mann sagt, ist blöd. Alles, was die Kinder wollen, nervt. Ein Blick in den Spiegel? Nööö, heute lieber nicht.

Manchmal hilft es, wenn ich dann daran denke, dass dies ein Moment ist. Und dass wieder andere Momente kommen werden.
Und dass meine Gedanken zwar da, aber nicht automatisch immer wahr sind.
Und ab und zu hilft alles nichts und ich stehe da in meiner puren Verzweiflung. Meine Stimme bricht und meine Lippen zittern. Und wenn man sich dann traut, kann man mir direkt ins offene Herz blicken. Und es gibt Menschen, die sich das tatsächlich wagen.
Dafür bin ich unendlich dankbar.

Vielleicht besteht die Kunst des Lebens auch darin, sich einfach nicht mehr zu wundern. All das hinzunehmen, was man sowieso nicht ändern kann.
Aber es liegt soviel Menschlichkeit im sich Wundern, dass ich es weder ablegen kann noch möchte.

Ich bin sehr dankbar, dass es Menschen wie Susanne gibt, die in Zeiten da war, in denen ich dachte, ich würde wahnsinnig werden. Und entweder hat sie sich den ganzen Wahnsinn dann angehört (und tut es immer noch). Oder sie hat einfach mitgemacht. Wie heute, als wir uns Knoblauch-Leberwurst-Eis mit Grünkohlsahne, Kümmelsoße und Wasabistreuseln ausgedacht haben. Denkt sie. Tatsächlich haben wir nicht nur gedanklich eine marktreife Eiskreation erschaffen, sondern mich auch vor dem Sog einer Gedankenspirale bewahrt.
Mal wieder.

Bestrahlung 18/33

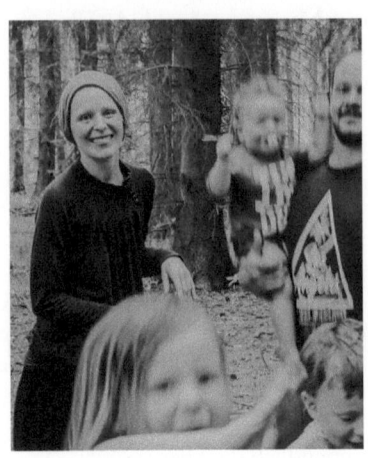

28.07.2018

#tanzealswürdeniemandzusehen
#kommziehdichanwirwollentanzengehenmarie

Dinge, die ich in meinem Leben unbedingt noch tun möchte.
Teil 1. (Liste unendlich erweiterbar)

1.
Ich möchte mir zur Einschulung meines jüngsten Sohnes
eine richtig coole Frisur machen lassen. Eine Hochsteckfri-
sur. Mit langen Haaren.
Und an diesem Tag werde ich mich an den Krebs zurück-
erinnern und denken: „nänänänä. ICH bin noch hier und
DU nicht!"
(Wortlaut abgeguckt aus Streitgesprächen meiner Kinder)

2.
Mit meiner Tochter so richtig verrückt tanzen. Sie ist 5 und
sie denkt, Leute würden über sie lachen, wenn sie tanzt.

Ich möchte ihr gerne nahe bringen, dass A) keiner lacht und B) wenn doch, dieser Jemand ein Idiot sein muss und es C) egal ist, was andere Leute über sie denken.
Ich brauchte 30 Jahre, um das zu lernen. Ich wünsche mir für sie, dass es bei ihr schneller geht.

3.
Mit einem Flugzeug fliegen. Bin ich noch nie. Ich bin insgesamt noch nie wirklich gereist und habe auch keinen wirklichen Hang zum Fernweh, aber vielleicht ja nur, weil ich Reisen noch nie ausprobiert habe.

4.
Endlich Englisch als Fremdsprache richtig beherrschen. Englische Songtexte auf Anhieb und ohne nachzudenken verstehen - da würde sich mir eine ganz neue Welt erschließen.

5.
Die spätere Frau meines mittleren Sohnes kennenlernen und ihr sagen, was sie da für einen wunderbaren Fang gemacht hat. Und dass unter all dem Tollpatsch eine wahnsinnig reine Seele und ein vollkommenes Herz steckt. Aber das wird sie sicher schon selber entdeckt haben. Daher möchte ich mit ihr lieber kleine Babysachen aussuchen und dem Funkeln in ihren Augen beiwohnen.

Gestern stolperte ich über einen schönen Spruch von Nelson Mandela:

„Mögen deine Entscheidungen deine Hoffnungen widerspiegeln und nicht deine Ängste".
So soll es sein.

Bestrahlung: 20/33

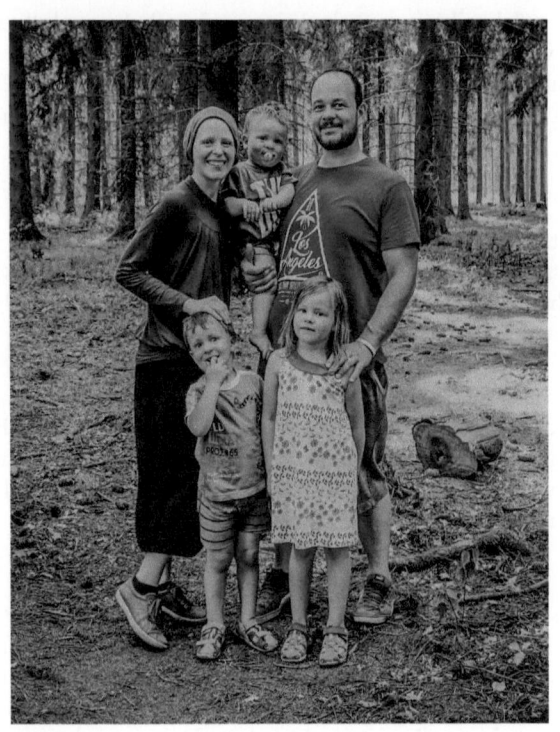

28.07.2018

#thingsiwanttoremember
#bucketlist

Dinge, die ich in meinem Leben unbedingt noch tun möchte.
Teil 2.

7.
Ich möchte mein Studium weiterführen und irgendwann ab-
schließen. Aber nicht in der Regelstudienzeit, weil ich nebenbei noch ganz viel leben muss.

Ich habe mich aus einer Leidenschaft für mein Studienfach entschieden, die immer noch brennt.

8.

Weniger streng sein mit mir selber.

Ich bin nicht perfekt. Manche Sachen kann ich nicht, manche Entscheidungen, die ich treffe, stellen sich im Nachhinein als falsch heraus und meine soziale Kompetenz lässt mich manchmal innerlich die Augen über mich selber rollen. Das ist ok. Das ist menschlich. Das bin ich.

9.

Bücher lesen! Viele! Mich interessieren Themen von gewaltfreier Kommunikation, über Kindererziehung, Trivialromanen bis hin zu Fotografiehandbücher. Es gibt so viel Interessantes zu entdecken!

10.

Pilze sammeln.

Im Herbst. Morgens um 08:00 mit meinem Mann und den Kindern durch den Wald stapfen. Die noch feuchte Luft riechen. Wege entdecken, die aussehen, als wären sie einem Märchenbuch entsprungen. Freudenschreie der Kinder, wenn sie einen Steinpilz entdeckt haben und stolz präsentieren.

11.

In einem außergewöhnlichen Restaurant essen gehen. Rohvegan-Bio zum Beispiel. Ich liebe gesundes Essen. Ich liebe auch ungesundes Essen, aber gesundes Essen befriedigt meine Seele wahrhaftiger.

12.

Ein Leben retten. Mit dem eigenen anfangen.

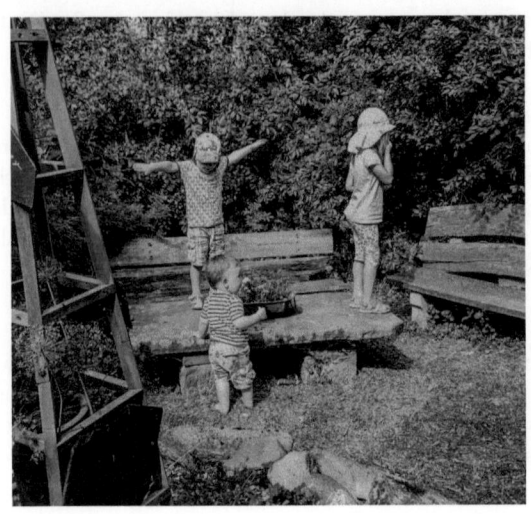

28.07.2018

#justmy2cents
#youneverneedtoapologizeforhowyouchoosetosurvive

Vielleicht ärgern meine Kinder sich in 10 Jahren darüber, dass es Fotos von ihnen in diesem Buch gibt und vielleicht streiten wir uns deswegen.
Das bedeutet für mich Folgendes:
Wir sind alle am Leben.
Und meine Kinder sind ganz normale Teenager, die nicht mit allen Entscheidungen, die ihre Eltern für sie trafen, einverstanden sind.

Ich habe mich mit den Debatten betreffend Kinderfotos beschäftigt und mich entschieden, meine Kinder zu zeigen.
Wir sind eine Familie und treten auch so in der Öffentlichkeit auf.

184

Ich zeige meine Kinder, wenn wir öffentlich einkaufen gehen oder öffentlich einen Freizeitpark besuchen.

Manche Sachen hingegen sind so privat, dass ich sie nicht in Bildern oder Wörtern preisgeben würde.

Ich würde meine Kinder nie in meiner Ansicht nach lächerlichen Fotos oder Texten „Zurschaustellen".

Ich finde es ok, seine Kinder in Sozialen Medien oder in Büchern zu zeigen.
Und ich finde es ok, es nicht zu tun.
Nicht recht nachvollziehbar hingegen finde ich, sich zwar gegen öffentliche Kinderfotos zu positionieren, parallel aber lustige Videos von Kindern auf Facebook zu kommentieren oder Darstellungen von Kindern in Werbung und Fernsehen ok zu finden. Das empfinde ich als Messen mit zweierlei Maß.

Vielleicht finden meine Kinder meine Wörter und Bilder später tatsächlich einmal peinlich. Und vielleicht werden sie deswegen sogar mal von einem Schulkameraden gemobbt.
Vielleicht habe ich ihnen durch meine Worte und mein Vorleben aber auch vermitteln können, dass es nicht wichtig ist, was andere Menschen von einem denken und dass es immer Leute geben wird, denen man es nicht recht machen kann. Oder muss.

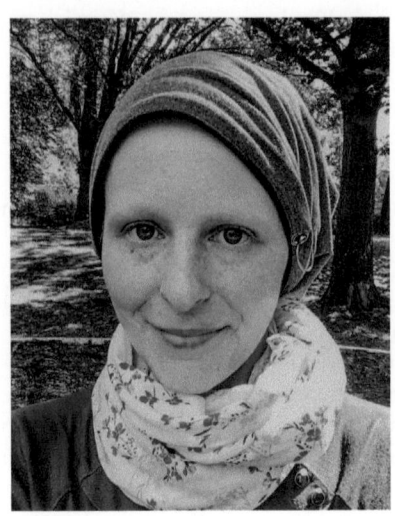

30.07.2018

#WeildeinHerznochFeuerfängt
#WeildeinHerzdieLiebekennt
#DubistamLeben
#Rosenstolz

„Ich habe seit zwei Tagen Taubheitsgefühle im linken Arm und im linken Bein. Ich habe Angst, dass das ein Anzeichen für Metastasen sein könnte."
„Ja, das könnte natürlich der Grund sein" antwortet mir die Ärztin nüchtern.
„Was?!" Ein Wattwurm wäre empathischer, denke ich und schiebe hinterher: „Es könnten doch auch einfach Folgen der Chemo sein, im Rücken könnte ein Wirbel geklemmt sein oder durch die Bestrahlung sind irgendwelche Nerven irritiert."
Die Ärztin guckt mich mit einem leicht grinsenden „Na sehen Sie"-Lächeln an. Ich fühle mich erleichtert und mit eige-

nen Waffen geschlagen.

Letzte Woche entdeckte ich einen dunklen Punkt an meinem Bein. „Ein plötzlich auftretender auffällig aussehender Leberfleck" analysierte mein Gehirn, und mein Atem stockte, während meine Hand schon dabei war, den harmlosen Schokoladenfleck wegzuwischen.

„Sie haben Anzeichen einer posttraumatischen Belastungsstörung" sagt meine Ärztin.
„Das kenne ich aus meinen Lehrbüchern" kann ich beisteuern.
Es herrscht ein gemeinsamer Konsens darüber, dass zwischen selber erleben und theoretischem Wissen ein Unterschied besteht. Etwa so tief wie der Marianengraben.
„Geben Sie der Zeit Zeit."
„Und wenn mir die Zeit keine Zeit gibt?" Ratlose Gesichter.

Heute werde ich zur Bestrahlung Nr. 20/33 ins Krankenhaus gehen.
Die Frau mit dem verbrannten Hals wird wie jedes Mal am Eingang stehen, mir zunicken und ihre Zigarette rauchen.
Der Mann im Rollstuhl, der keine Haare mehr hat und keinen Lebensmut, wird starr auf seinem Handy tippen und den Blick nicht aufrichten. Nicht für mich und ich schätze auch für niemand anderen.
Man kann es posttraumatische Belastungsstörung nennen. Ich bevorzuge: angemessene Reaktion auf widrige Lebensumstände.

Ich wollte jetzt noch etwas Philosophisches zum Ende schreiben. Da rief mein Mann an und erzählte mir, er hätte einen Pinocchio-Basilikum entdeckt und für mich gekauft, damit ich den zu meinen Tomaten essen kann. Und da fühle ich es wieder: Liebe schlägt Angst. Immer.

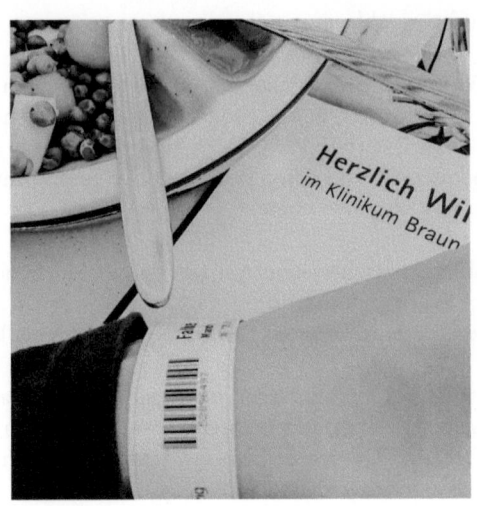

30.07.2018

#fuckcancer
#life.is.a.bitch

Die Oberärztin der Strahlenklinik findet meine Taubheits-
gefühle in Armen und Beinen dringend abklärungsbedürftig.
Also werde ich jetzt stationär aufgenommen.
Diverse Blutabnahmen habe ich hinter mir. Ein Kopf-MRT,
Thorax-CT und Wirbelsäulen-MRT folgt. Zum Ausschluss
von Metastasen. Nur zur Sicherheit.

Ich denke daran, dass ich meiner Tochter gestern versprochen habe, dass ich heute bei ihr im Bett schlafen werde.
Und dass das nicht stattfinden wird.

Ich will hier nicht sein. Ich möchte aufstehen und wegren-
nen.
Stattdessen funktioniere ich.
„Haben Sie eine Patientenverfügung?"
Vor einem dreiviertel Jahr habe ich diese Frage noch anders
beantwortet.

Mein Blutdruck ist 118/84. meine Temperatur 36,8. Ich wie-
ge 54,1 kg.
Mehr will ich heute eigentlich auch gar nicht über meinen
Körper erfahren.

„Möchten Sie Mittag essen?"
„Ja, vegetarisch wäre cool."
Und jetzt sitze ich hier mit einem Putenschnitzel und warte.

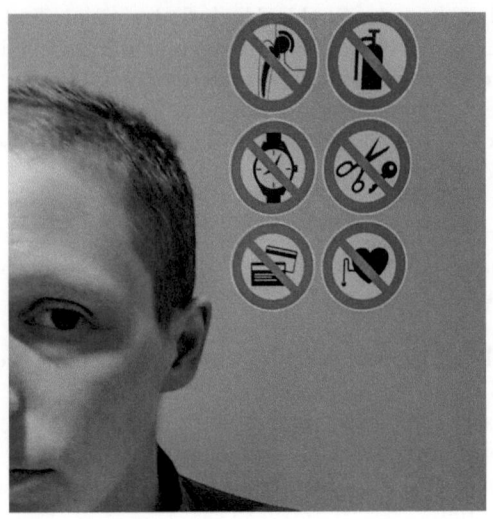

30.07.2018

#lebinmeinerWelt
#siehatBergeSeenundStrand
#ichhabRegenfürunsbestellt
#undheißenWüstensand
#Grönemeyer

In der Vorhalle des MRTs lag ein frisch operierter Mann auf einer Liege, jammerte und flehte nach Schmerzmitteln.
Es herrschte reger Betrieb, und niemand schien sich für ihn verantwortlich zu fühlen.

Aus einem Kinderbuch lese ich meinen Kindern manchmal vor, wie Mutig-Sein geht:
Man stellt sich mit beiden Beinen fest auf den Boden und äußert dann mit lauter Stimme sein Anliegen. Mut entsteht oft erst in dem Augenblick, in dem man sich dafür entscheidet.

Meine Heldengeschichte wird dies aber nicht. Denn ich habe mich nicht getraut, für den leidenden Mann einzustehen. Ich hätte es fast, aber das zählt für den Mann nicht.
Ein Rettungssanitäter wurde das Sprachrohr für diesen Mann. Er verlangte, dass dieser Mann sofort Schmerzmittel erhält (leider erfolglos, weil bürokratische Hürden dagegen sprachen).

Mein Schädel-MRT war laut. Und als ich dachte, es wäre die volle Palette an dumpfen und hämmernden Geräuschen bereits ausgeschöpft, kam das Gerät noch mit ein paar akustischen Spezialeffekten um die Ecke.

Ergebnisse wurden mir nicht mitgeteilt. Ein weiteres MRT sowie CT steht für morgen auf dem Programm. Ich versuche, so wenig wie möglich zu denken. Denken ist nicht gut an solchen Tagen.

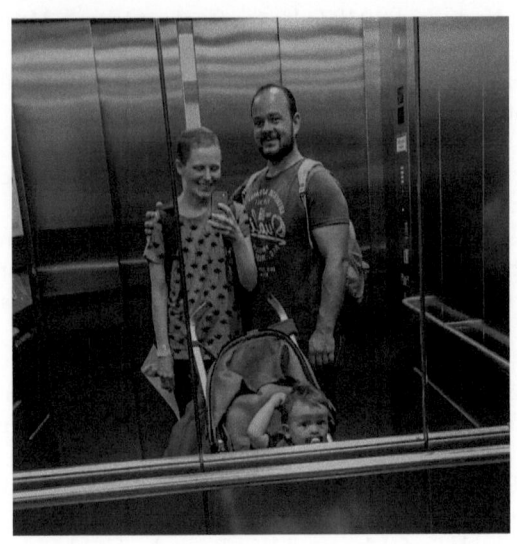

31.07.2018

#bringmichnachHause
#ichbinschonzulanghierdraußen
#kommundtragmichfragnicht
#wirsindHelden

Die Aufzugtüren schließen sich. Es geht nach Hause.

Das Thorax-CT fand noch nicht statt, weil hier die Dringlichkeitsbegründung fehlte. Das wird noch nachgeholt werden.

Die Befundung vom Schädel- und Rücken-MRT ergab keinen Hinweis auf Metastasen!

Ich habe nun eine Idee davon bekommen, wie mein Leben aussehen wird. Bei jeder medizinischen Abweichung von der Norm werden bei den Ärzten und mir die Alarmglocken anspringen.

Das Metastasen-Wort wird immer in der Luft schweben. Unausgesprochen, aber mächtig. Die Ärztin telefonierte gestern: „Bei Frau F. müssen wir ausschließen, dass es sich um (Blick zu der verunsicherten Frau ihr gegenüber -mich) ..äh.. um etwas handelt, was da nicht hingehört." *#nonameforthebaby*

Ich habe weder gestern vor Angst geweint, noch heute vor Freude. Ich glaube meine Psyche ist gerade einfach erstmal durch. So nach dem Motto „das ist mir hier alles zu viel, ich mach mal lieber die Fensterläden dicht".

Ich will heute Abend was Leckeres essen, ein Glas Wein mit meinem Mann trinken, ein paar Minuten mit jedem Kind alleine verbringen. Sie bestaunen, beriechen, beknuddeln (ohne dabei den Eindruck einer geistig völlig verwirrten Mama abzugeben. :)

Ich will leben.

Und weil man nicht weiß, ob man es morgen noch kann, muss man es heute tun.

Bestrahlung Nr. 21/33

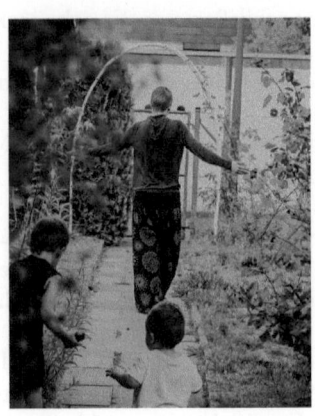

01.08.2018

#letstalkaboutdeath

#geborenumzuleben
#fürdeneinenAugenblick
#beidemjedervonunsspürte
#wiewertvollLebenist
#Unheilig

„Hallo, möchtest du mit mir über den Tod reden?". In manchen Ohren mag das so klingen, als würden die Zeugen Jehovas an der Tür klopfen. Oder ein Staubsaugervertreter, der seinen Fuß in die Türschwelle drängt und nicht bemerkt, dass er kein gerne gesehener Gast ist.
Der Satz ist verständlicherweise auch nicht der ultimative Eisbrecher auf Partys. Und eher nicht als Smalltalk Einstieg an der Supermarktkasse geeignet.

Ich falle auch nicht mit der Tür ins Haus und schwätze Leute ungefragt mit meinen Meinungen, Gefühlen und Theorien zu diesem Thema zu. Sondern ich frage vorher, ob Interesse am Austausch besteht.

Und eher selten bekomme ich auf meine Frage, ob wir uns über den Tod unterhalten wollen, die Antwort „Woohoo Mandy! Darüber wollte ich schon lange mal ausführlich mit dir diskutieren".

Einige Leute haben Scheu vor diesem Thema. Andere Leute sind durch ihren Lebensabschnitt und/oder mangelnde Berührungspunkte von diesem Thema so entfernt, dass sie einfach wenig Bezug dazu haben. Manche Leute haben auch schlichtweg Angst. Konfrontation mit der eigenen Sterblichkeit.

Und die Angst vor dem Tod kann wahnsinnig mächtig sein. Denn am Ende sterben 100 von 100 Menschen. Wie könnte das nicht furchteinflößend sein?

Ich beschäftige mich mit diesem Thema, in der Hoffnung dadurch etwas Angst zu verlieren.

Zumindest der Theorie nach müsste Angst abnehmen, wenn man es wagt ihr ins Auge zu blicken.

Dadurch, dass ich den Gedanken an den Tod in mein Leben lasse, wird auch der Gegenpol gestärkt. Yin und Yang. Kräfte, die entgegengesetzt, aber dennoch aufeinander bezogen sind.

Weil es das Leben gibt, gibt es den Tod. Und weil es den Tod gibt, gibt es das Leben.

Ich weiß, dass ich irgendwann sterben muss. Und durch diese Gewissheit wird mir mein Leben umso kostbarer.

Ich wäre heute gerne im See schwimmen gegangen. Die Reaktion der MTA, ob das möglich wäre, war ein „Sind Sie wahnsinnig?"

Ja, maybe... Kaltes Wasser an meinen Beinen wäre gut gewesen gegen die Hitze in meinem Kopf.

Bestrahlung Nr. 22/33

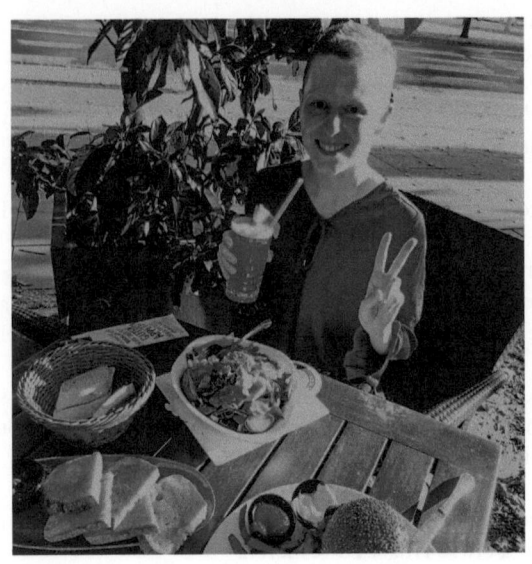

02.08.2018

#endlichmalBildervonEssen
#undnichtimmernursoneKrebskacke

#dennimGroßenundimGanzen
#habenwirallenGrundzumTanzen
#JanDelay

„Ich hätte gerne eine große Portion Unbeschwertheit mit Leichtigkeitsbeilage. Als Nachtisch nehme ich die Gesundheitsgarantie für die nächsten 5 Jahre. Dazu hätte ich gerne ein Glas „alte Träume" zurück. Vorsichtig gerührt und nicht hektisch geschüttelt, bitte. Wenn das nicht auf der Tageskarte steht, geht auch ein Salatteller und ein Cocktail".

Das Beste aus dem machen, was möglich ist.
Ich hätte gerne meinen Gesundheitszustand von vor einem Jahr zurück. Und das Gefühl, das Leben wäre fair und alles was passiert, hätte irgendeinen Sinn.
Aber es ist egal wie sehr ich es mir wünsche, es wird nicht passieren. Also muss ich versuchen, aus dem IstZustand das Beste zu machen.

(oder man probiert es wie mein jüngster Sohn heute: man verweigert einfach konsequent alles an Nahrung mit Ausnahme von Fetakäse. Das kann man machen, wird dann am Ende des Tages aber hungrig bleiben.)

Ich bekomme keine Garantie, dass ich den Krebs überlebe. Ok.
Für heute bin ich mit gutem Essen, etwas Musik und dem weltbesten Ehemann auch zufrieden. Und so weit weg von perfekt ist es eigentlich gar nicht.

Bestrahlung Nr. 23/33

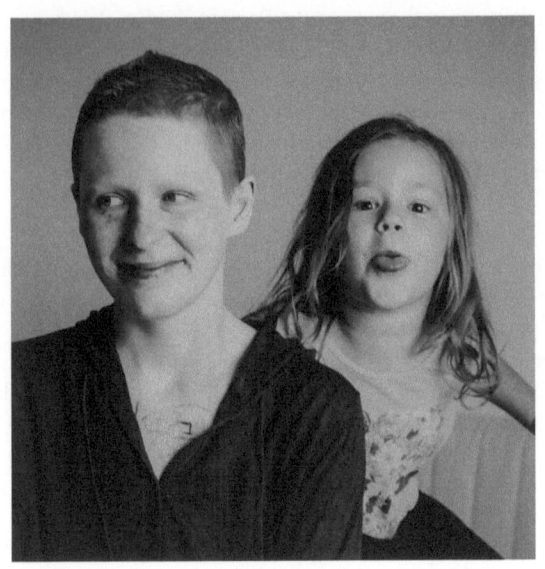

04.08.2018

#myfirstbadhairday

It's a bad hair day, but fucking hell: it's a hair day!

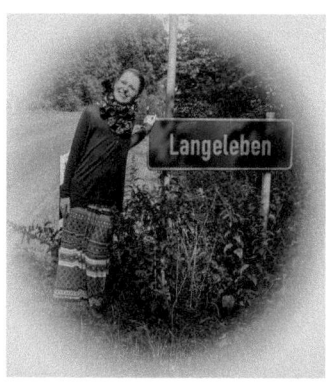

04.08.2018

Dinge, die ich heute bereits getan habe:

Ich habe geträumt, ich hätte beim Duschen all meine exakt platzierten drölfzigtausend Markierungen für die Bestrahlung abgeschrubbt und habe beim Aufwachen darüber nachgegrübelt, wie ich das im Krankenhaus erklären soll.

Ich habe endlich die Fensterbilder von Ostern entfernt. Und die von Weihnachten.

Ich bin, bevor sich die sommerliche Höllenhitze ausbreitet, genau 2,1 km gejoggt. Es hat angefühlt wie mindestens 10 km.

Ich fange an Wut und Enttäuschung bei den richtigen Empfängern zu platzieren und nicht anders zu kanalisieren. That's the biggest challange of the day.

Das Foto ist von gestern. Wir waren in einem Elfenwald in der Nähe von Königslutter und kurz davor war diese Ortschaft. Ich gebe also eine Runde Lange Leben für alle aus.

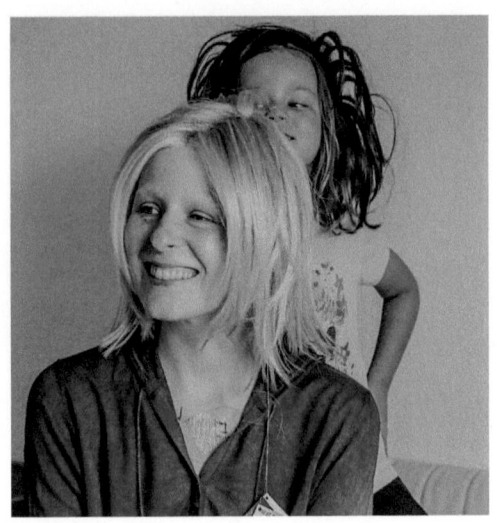

07.08.2018

#esgibtzweiArtenseinLebenzuleben:
#entwedersoalswärenichtseinWunder
#odersoalswärealleseines
#AlbertEinstein

Der Tag in Stichworten:

- 13,8 km auf dem Schrittzähler.

- schokopuddingverschmierte Kindergesichter, -hände und weitere Körperteile. Und Sitzbänke.

- ein bisschen Authentizität hat noch niemandem geschadet.

- irgendwann ist irgendwie auch nur ein anderes Wort für nie.

- Gibt ein Kinderellenbogen, der sich in eine bestrahlte Brustwand bohrt, einen blauen oder einen roten Fleck? to be continued.

- „keine Zeit" ist oft nur eine Sache der Prioritätensetzung.

- best moment of the day: einen sich senkenden und hebenden Babybauch beim Trinken beobachten.

- die Perrücke trage ich nur, wenn wir Prinzessinnen spielen *#preisschildnochdran*

- Halsschmerzen und entzündete Schleimhäute durch die Bestrahlung? echt jetzt?

- Nein, ich finde es nicht unhöflich, wenn meine Kinder unhöflichen Leuten nicht „Guten Tag" sagen.

- Warum wachsen eigentlich meine Augenbrauen nicht richtig?

- Kind 1: neuer blauer Fleck am Rücken
- Kind 2: blutende Schramme am Bein und Bisswunde durch
- Kind 3: geklemmte Finger durch Kind 2.
#sameprocedureaseveryday

- Aussichten auf eine erholsame Nacht: eher trüb statt heiter. Es kann aufgrund von Kinderanzahl und -alter zu einigen mitunter länger andauernden Unterbrechungen kommen. Schließen Sie nicht alle Türen und bewahren Sie Ruhe.

- Bestrahlung 26/33?

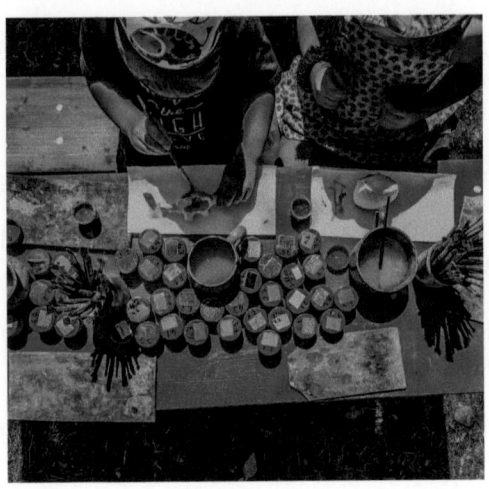

07.08.2018

#undrichtigundfalschmüssenZwillingesein
#schließlichtrifftmansieseltenallein
#vonBrücken

„Wie geht es dir eigentlich?", werde ich manchmal gefragt.
Sofern keine besonderen Hiobsaspekte den Tag sprenkeln,
habe ich mehrere Antwortmöglichkeiten im Standardreper-
toire:

1.
„Ich krebse mich halt so durch" (wird aufgrund der auslö-
senden Irritationen aber demnächst gestrichen)
2.
„Solange man nicht nachdenkt, geht's eigentlich" (mein per-
sönlicher Favorit, denn so true) oder

3.
„Die Frage ist zu komplex, um sie in wenigen Sätzen zu be-

antworten", denn das ist a) wahr und man kann damit b) entweder ein Gespräch beginnen oder beenden.

Gestern schrieb mir eine Freundin, die sich seit 5 Monaten nicht gemeldet hatte, dass meine Krebserkrankung sie runterziehen würde und sie deswegen keinen Kontakt mit mir aufrechterhalten kann.
Ich kann den Wunsch nach Abgrenzung aufgrund Selbstfürsorgegedanken nur zum Teil nachvollziehen. Ich hätte es auch lieber, dass wir bunte Blumenkränze flechten, uns an den Händen halten und barfuß und gemeinsam singend über das vom Morgentau noch nasse Gras tänzeln würden.
Aber die Tiefe einer Freundschaft macht für mich nicht nur aus, welche Höhen, sondern auch welche Abgründe sie erträgt.

Heute im Krankenhaus lag ein alter kranker Mann, er sah beinahe greisenhaft aus, mit seinem Bett auf dem Flur. Bereits seine bloße Existenz bereitete ihm allem Anschein nach Anstrengung.
Ich habe ihm in die Augen gesehen. Ich wollte den Mensch hinter seiner Krankheit sehen. Und ich glaube, das ist mir gelungen. Und ich glaube, dieser Moment, in dem wir uns offen in die Augen geschaut haben, hat diesem Mann etwas gegeben. Zumindest möchte ich das glauben.
Und ich leide jetzt nicht mehr als sonst, weil mir Leid begegnet ist. Was durch die Begegnung bleibt, ist vielmehr Menschlichkeit und das Mitgefühl, welches ich entwickelt habe.

Und manchmal ist das Leben schön. Und manchmal eben nicht. Aber es gehört doch alles dazu. Und mich von einem Teil abzugrenzen, würde für mich bedeuten, mich auch von dem anderen Teil abzugrenzen.

Bestrahlung 27/33

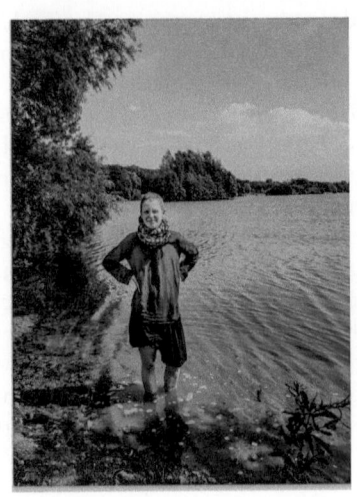

08.08.2018

#LadyAngstbittetzumTanz
#maltdenTeufelandieWand
#undsiefährtmirinalleGlieder
#undsiesingtmirdiealtenLieder
#vonBrücken

Heute war Bestrahlung Nummer 28 von 33.
Seit Wochen täglich dieselben Gesichter, dieselbe Busfahrt, derselbe Fußweg, dieselben Formalien. Es wird langsam eine Routine, die mich müde werden lässt.

„Sie liegen immer so perfekt während der Bestrahlung, das könnte ich noch 10 Jahre lang mit Ihnen so weiter machen", rief mir die MTA neulich begeistert und augenzwinkernd zu. „Woohoo, das geht aber nicht ganz so konform mit meinen Plänen", dachte ich, sagte aber nichts, damit mein perfekt positionierter Körper während der Bestrahlung nicht verwackelt.
Die MTA und ich teilen einen merkwürdigen Humor, der uns vermutlich beiden hilft, trotz allem gebotenen Ernst auch noch schmunzeln zu dürfen.

Ich überlege, ob ich der (wirklich netten) MTA ein Abschiedsgeschenk mache. Das werde ich mit ein paar Dankessätzen und einem ehrlich gemeinten „ich hoffe, wir sehen uns nie wieder" überreichen.
Und sie wird mich verstehen, mir zunicken und dann werde ich Mitte nächster Woche aus der Bestrahlungsklinik herausgehen und mich nicht umdrehen.

Heute war ich mit meinem Mann eine Stunde am See.
#kinderfrei
Wir haben versucht Steine übers Wasser springen zu lassen. Oder besser: Mein Mann hat es einfach gemacht und meine Steine machten immer nur „Plopp!"
Das muss also dringend auf meine „Dinge, die ich noch lernen möchte"-Liste!

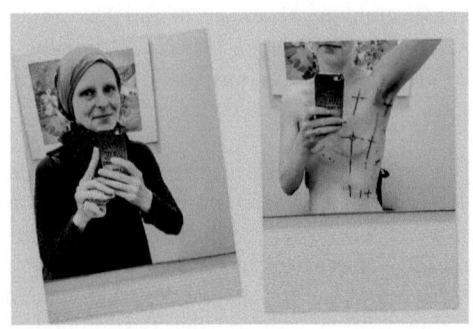

09.08.2018

#HumormitTumor
#Wartezimmergespräche

Ich sitze bei meiner Frauenärztin im Wartezimmer und komme mit einer Frau ins Gespräch, die ein nicht mehr ganz so kleines Baby bei sich hat, welches auf wackligen Beinen erste Laufversuche unternimmt. Wir stellen fest, dass unsere Babies in etwa gleich alt sind und reden über allerlei Themen, die halt so wartezimmertauglich sind.

„Stillen Sie Ihren Sohn auch noch?", fragt sie plötzlich und stöpselt ihre Tochter an ihre Brust. Die Frage selber ist weder unpassend noch übergriffig, meine Antwort hingegen irritierend, denn sie lautet: „Nein. Mangels Brüsten."

Ich muss über meine eigene Aussage schmunzeln, und die Frau guckt mich an, als hätte ich nicht mehr alle Tassen im Schrank. Ich stimme ihr innerlich zu. no cups to see.

Humor (oder was man dafür hält) ist ein wichtiges Werkzeug für mich, um an der Realität, die skurriler in keinem Drehbuch dieser Welt sein könnte, nicht zu verzweifeln.

Es ist für mich eine Möglichkeit, um mit dem Absurden und Widersprüchlichen in einer möglichst versöhnlichen Weise umzugehen.

Ich lache lieber über Unabänderliches, als daran zu verzweifeln.

Und teilweise ist das Lachen auch ein Ausweg aus etwas anderem: in Tränen auszubrechen. Weil ich Krebs bekommen habe. Weil ich meinen Sohn auch gerne noch gestillt hätte und weil ich diesen Arschtritt vom Leben einfach nicht verdient gehabt hätte.

Dann will ich morgens joggen gehen und werde von einem entzündeten Zehnagel daran gehindert. Und dann denke ich wieder: Echt jetzt? Chemo, OP und Bestrahlung (fast) gewuppt und dann von einem Zehnagel ausgeknockt? Leben, ich mag deinen Humor. Auch wenn du ihn mir förmlich aufzwingst.

Auf einem Theaterbanner entdeckte ich neulich folgenden Spruch:

„An dem Punkt, wo der Spaß aufhört, beginnt der Humor"
(Werner Finck)

Bei Bestrahlung Nr. 29/33 habe ich heute neue Markierungen bekommen. Die letzten Male wird nur noch ein verkleinerter, auf den ehemaligen Tumor konzentrierter Bereich bestrahlt werden. Es geht also steil auf die Zielgerade zu.

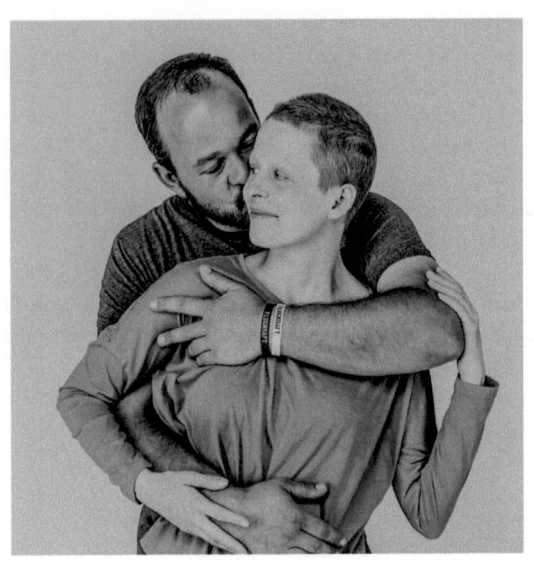

12.08.2018

#krebsistkrass
#liebeistkrasser

Sonntag 08:00. Ich liege noch im Bett, was ein ziemlicher Luxus ist, da mein Mann bereits seit über zwei Stunden mit unseren Söhnen wach ist. Meine Tochter schläft noch.

Und ich bin zwar körperlich wach, genieße aber gerade diese Phase, in der die noch frische Luft durch das geöffnete Fenster kommt, ich mich nochmal ins Bett kuscheln kann und gerade noch niemand was von mir möchte.

Mein Mann leistet seit einem 3/4 Jahr alles Mögliche und Unmögliche. Ich wäre komplett verloren ohne ihn. Wegen allem, was er praktisch geleistet hat und leistet, aber vor allem wegen seinem unerschütterlichen Glauben an mich und unsere Liebe.

Er ist derjenige, der mich liebt, selbst wenn ich gerade gar nicht liebenswert bin, weil ich mal wieder mit der ganzen Welt hadere. Der mich dann einfach doppelt liebt. Und wenn ich da sitze, mit wirrem Blick, verweinten Augen und dem ganzen Chaos im Hinterkopf und ihn dann frage „Warum?", antwortet er „Weil du genauso bist, wie du bist".

Und ich dann nicht weiß, ob er verrückt ist. Oder ich. Oder ob Liebe einfach so ist.

Meine Konstante im Leben. Mein sicherer Hafen. Mein Zuhause. Mein Vater meiner Kinder. Meine Familie. Mein Mann.

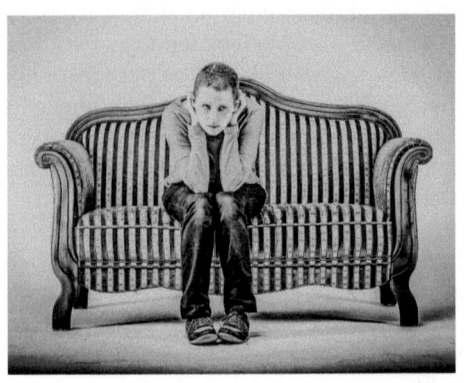

13.08.2018

#wereinenrotenFadenfindetdarfihnbehalten

Auf dem Weg zur Bushaltestelle komme ich an einem Häuschen vorbei. Eigentlich ist es sogar ein recht großes Haus. Die Bauweise würde ich laienhaft als „alter roter Backstein" bezeichnen. Eine alte, große Kastanie steht auf dem Hof. An einem ihrer Äste hängt eine Reifenschaukel.
Tomaten- und Kräuterpflanzen sehen so aus, als würde man sich um sie kümmern.
Das Haus ist eines von der Sorte, bei der ich denke „in so einem Haus müssen doch glückliche Menschen wohnen". Und natürlich ist mir bewusst, dass eine solche Ableitung nicht möglich ist.

Ich stelle mir trotzdem vor, wie ich auf dem Hof des Häuschens sitze. Durch ein geöffnetes Fenster kommt der Duft von frischem Pflaumenkuchen nach draußen. Oder nach Bratkartoffeln. Nach irgendwas, was mir vermittelt, dass in diesem Haus gelebt und geliebt wird und dass ich Teil des Ganzen sein darf.

Wie eine Figur aus einem Roman, die mit leichten Gedanken in einem leichten Leben lebt.

Das Foto hat mein Mann am Wochenende von mir gemacht. Es transportiert für mich das Gefühl der Angst recht gut. Aufgrund der anstehenden Termine ist das ein Gefühl, welches mich diese Woche häufig begleiten wird. Tatsächlich entstand das Foto, als mein Mann versuchte Kameraeinstellungen vorzunehmen und ich genervt auf dem Sofa saß und wartete ;) But I like it.

Mir kommt eine Textstelle aus einem Lied, das ich heute morgen beim Joggen gehört habe, in den Sinn: „Die meisten Medaillen sind auch auf der Kehrseite gold", aber wer weiß das schon, solange man sie nicht umdreht.

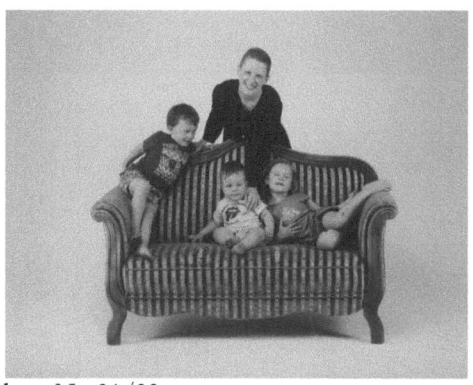

Bestrahlung Nr. 31/33

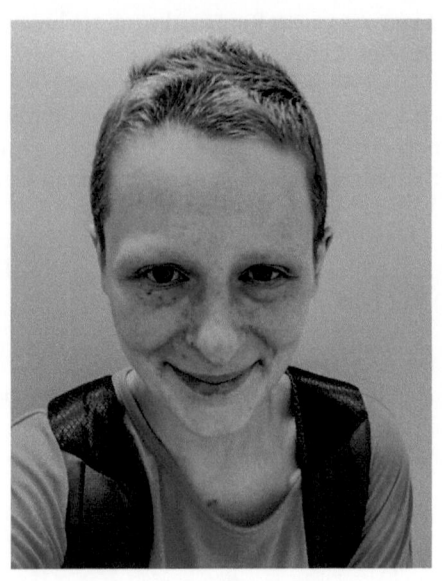

15.08.2018

#dennjederTagisteinGeschenkeristnurscheißeverpackt
#KidKopphausen

And then it's done.
Chemo, OP, Bestrahlung (33/33).
It's finally done.

Zum Endspurt gab es gestern noch im Rahmen des Re-Stagings ein Thorax-CT, dessen Ergebnis ich eben erfahren habe (alles gut).

Krebsfrei.
Ohne Garantie, aber für den Moment und bis zum Beweis des Gegenteils.

Mir ist bewusst, dass das potentiell Tödliche am Brustkrebs nicht der Tumor in der Brust ist, sondern dass er in andere Organe streut. Ob das passieren wird, weiß man nicht. Das werden die nächsten Jahre zeigen.
Ich werde lernen müssen, diese Ungewissheit in mein Leben zu integrieren. Aber all das, was man zum jetzigen Zeitpunkt tun konnte, ist erledigt.

„Nun aber raus mit Ihnen. Leben Sie!" Und das ist das, was ich nun tun werde.
Seit Monaten warte ich auf diesen einen Moment. Der Moment, an dem ich mit den 16 fucking Chemos durch bin, in dem meine Narben - zumindest die äußerlichen - verheilt sind und ich einen dicken fetten Haken hinter die Bestrahlung setzen kann.
Dieser Moment ist: JETZT!

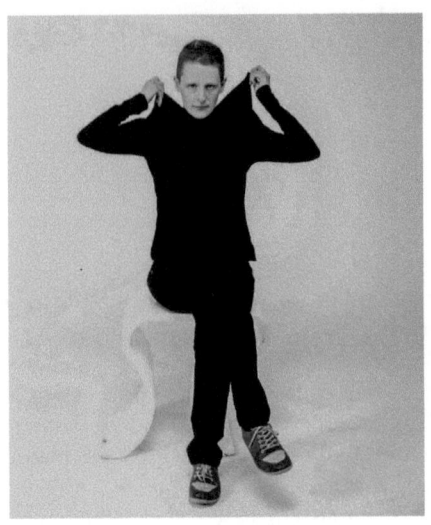

16.08.2018

#weißtdudenngarnicht
#wieschöndubist

Ich kam gestern aus dem Krankenhaus mit diesen wunderbaren Nachrichten, dem Wissen um das Therapieende und dem Stein, der mir vom Herzen gekullert war, heraus und guckte mich um.
An mir fuhr ein LKW vorbei, ich sah eine Mutter, die sich mit Zigarette in der Hand und genervtem Gesichtsausdruck über ihr im Buggy sitzendes Kleinkind beugte, und die Ampel vor mir wurde rot. Es war einfach alles ganz normal.

Ich glaube das Faszinierende, Erschreckende und irgendwie Surreale an besonders positiven oder auch besonders negativen Nachrichten ist die Feststellung, dass die Welt sich einfach weiter dreht.

Man denkt, alles müsste doch für einen Moment innehalten, um dieser Neuigkeit einen Platz in der Realität einzuräumen.

Am Wochenende haben mein Mann und ich Fotos gemacht. Auf diesem Foto sieht man wie ich feststelle, dass das Oberteil ohne Brüste plötzlich im Ausschnitt ganz anders fällt (nämlich bis zum Bauchnabel) und ich versuche, es geradezurücken, bemerke, dass das nicht klappt und deswegen planlos gucke.

Ich habe mich gefragt, wie ich Schönheit definiere.

Manchmal sehe ich Menschen auf der Straße und denke „er/sie ist hübsch". Und manchmal sehe ich ein Funkeln in den Augen meines Gegenübers, beobachte eine bestimmte Mimik, höre den Tonfall eines Lachens oder achte auf die Worte eines Menschen. Und dann denke ich mir so oft „dieser Mensch ist WIRKLICH hübsch".

Es klingt platt zu sagen, dass Schönheit von innen kommt. Aber es ist für mich trotzdem wahr.

Das Äußere ist die Hülle des Herzens. Es ist vielleicht wie mit einem Geschenk: Es gibt die Verpackung. Und es gibt das, was darin enthalten ist.

Und am Ende zählt sowieso nur das, was derjenige, der das Geschenk öffnet, dabei empfindet. Und ob man sich selber wertschätzen kann oder nicht. Und Haare und Brüste spielen für mich bei dem Thema eine untergeordnete Rolle. Sie machen für mich einen Menschen weder schöner noch weniger schön.

Es ist für mich das, was von innen kommt, was einen Menschen nach meiner Definition äußerlich wunderschön macht.

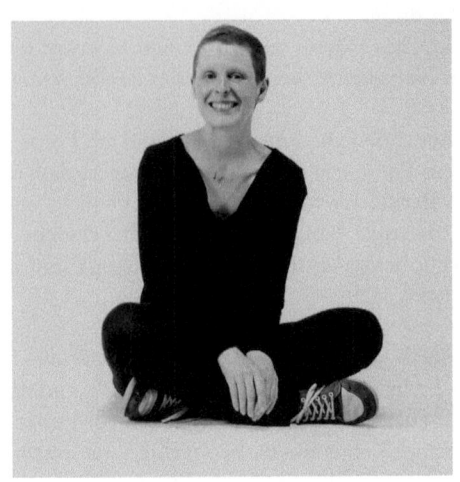

18.08.2018

#dkmslife
#blogger4charity
#gemeinsamgegenkrebs

Vorgestern, auf dem Weg zum Konzert von Bosse, hielt ich meinem Mann im Auto Vorträge über gesunde Ernährung, denen er gebannt (meine Interpretation) lauschte.

Da er mich kennt, wunderte er sich kaum, als ich wenige Minuten später den Cheeseburger komplett aufaß, den er für sich gekauft hatte.

Alles wie immer. Mein Mann und ich. Meine Komfortzone.

Hier kann ich Reaktionen abschätzen und fühle mich wohl.

Wenn meine Tochter beim Fleischer eine Scheibe Wurst haben möchte, sage ich ihr, dass sie hingehen und fragen soll.

Ich nehme sie in ihrer Unsicherheit wahr, aber ermutige sie, Dinge zu tun, die sie selber zwar möchte, wo aber der Mut erst ein bisschen gekitzelt werden muss.

„Hinterher wirst du stolz auf dich sein und oft wirst du in der Situation bereits merken, dass es gar nicht so schlimm ist, wie du befürchtet hast".

Ratschläge verteilen kann ich gut.

Und dann war heute der Event von *blogger4charity* in Berlin.

Und ich stand vor diesem riesigen Gebäude und fühlte mich ganz klein, weil ich zuerst niemanden vor Ort kannte.

Und jetzt, 6 Stunden später, sitze ich im Zug und bin froh, viele ins Herzen gehende Augenblicke mit besonderen Menschen mit heimnehmen zu können.

Mein Herz tanzt.

Danke für euch.

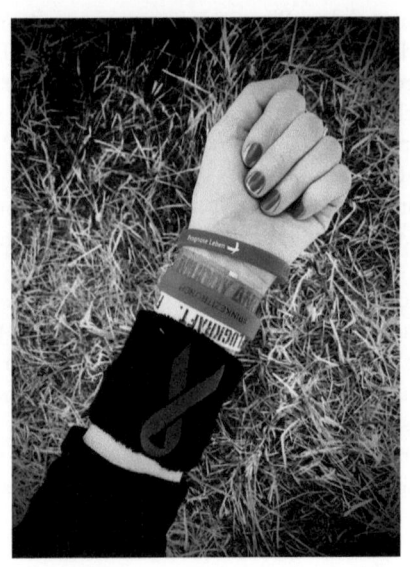

19.08.2018

#krebskämpftdreckig
#daskönnenwirauch

Heute war ich mit der lieben Judith und dem Team der Pinken Zitronen beim Muddy Angel Run.

Ich habe gelernt, dass sich pinker Nagellack hervorragend als Kriegsbemalung eignet, dass man einen riesigen Schlammberg am besten auf dem Popo runterrutscht, damit man nicht hinfällt und dass alles leichter geht, wenn man einander die Hand reicht. Über riesige Holzwände klettern zum Beispiel. Oder gegen eine Krebserkrankung kämpfen.

Vor dem Lauf stand ich da inmitten dieses Teams von Frauen, die ebenfalls wissen, was es heißt, an Krebs zu erkranken. Die Musik war laut, alle brüllten *#fuckcancer* und mir kullerten ein paar Tränchen. Vor Rührung. Vor Trauer. Vor Verbundenheitsgefühl. Und vor Stolz auf das, was man alles hinter sich gebracht hat.

Meine Tochter fragte mich zuhause (warum ich heute in einem Bällebad spielen durfte und sie nicht, und dann noch) wer bei dem Lauf denn gewonnen hätte. „Alle", antwortete ich, „Es haben alle gewonnen."

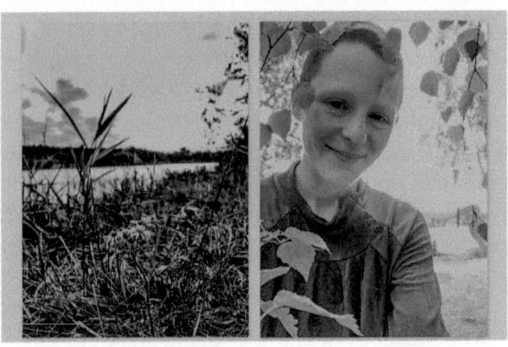

21.08.2018

#IchbindieSehnsuchtindir

„Und dann saß sie da im frühen Morgentau am See, scheuchte aus Versehen ein paar Enten auf, die zu dieser Stunde offenbar keine Menschen gewohnt sind, fotografierte gelbe Blümchen, von denen sie den Namen nicht wusste, und lebte glücklich und zufrieden vor sich hin." And this is not the end.

Ich bin gestern 33 geworden. Und jede Lachfalte und jedes graue Haar darf sich eingeladen fühlen, sich dazuzugesellen.

Ich sitze hier an diesem See, höre die Grashüpfer, sehe ein paar Schwäne und keine Menschen.
Weit entfernt höre ich ab und zu ein Auto und von irgendwoher eine Kirchturmglocke.
Mir tut nichts weh. Ich fühle mich von den mir wichtigsten Menschen geliebt und kann mich selber wertschätzen. Und bin damit verdammt reich im Herzen.
Es ist ein so friedlicher Moment.

Ich weiß, das wird nicht so bleiben. Weil Momente Momente sind. Und das Leben nicht nur Schönes bereithält.
Es wird Ärger geben, Wut und den alltäglichen Wahnsinn.
Ich werde mich und andere infrage stellen.
Ich werde das Schlechte im Guten sehen. Und das Gute im Schlechten.
Ich werde Fehler machen. Und daraus lernen. Ratschläge verteilen, und mich selber nicht daran halten. Ich freue mich so darauf.

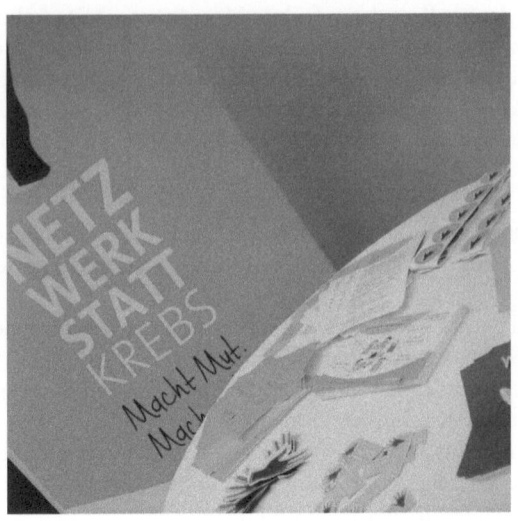

25.08.2018

#NetzwerkstattKrebs
#FrauenselbsthilfenachKrebs

Ich darf dieses Wochenende bei dem Bundeskongress der Frauenselbsthilfe nach Krebs im Rahmen der Netzwerkstatt Krebs teilnehmen.

Eigentlich hatte ich eine schöne Geschichte darüber schreiben wollen, wie ich heute bei Sonnenuntergang in Magdeburg an der Elbe saß. Mit Musiklyrics und meinen Eindrücken der Menschen, die am Flussufer ihren Freitagabend verbrachten.

Nun, mittlerweile deutlich nach Mitternacht, möchte ich lieber schreiben, wie wir alle in der Bar „Stayin' alive" gesungen haben und ich zum Dirty Dancing Medley getanzt habe. Und zu AC/DC.

Barfuß.

PS:

Ich habe heute an einem Boxworkshop teilgenommen. Ich schätze, ich muss dringend meine Deckung verbessern, aber mein linker Haken ist gar nicht so schlecht.

PPS:

Ich hatte mal den Vorsatz, nach zwei Bieren keine Posts mehr zu schreiben. Den habe ich jetzt nicht mehr.

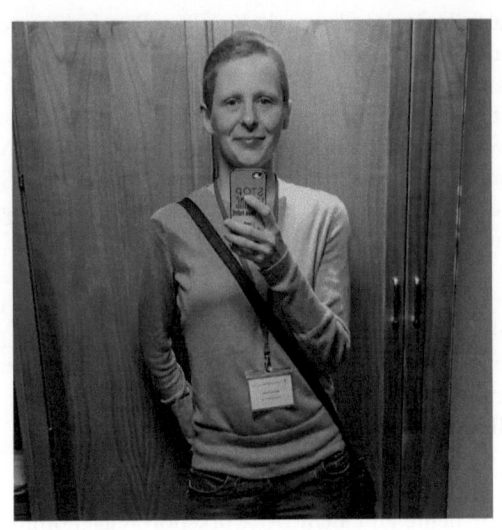

26.08.2018

#Bundeskongress
#FrauenselbsthilfenachKrebs

„Ein Hoch auf uns, auf dieses Leben...". Ich stehe mit der @*onkobitch* am Rande der Tanzfläche. Hinter uns die „in memoriam"-Wand zum Gedenken an Verstorbene. Vor uns Leute, die inbrünstig dieses Andreas Bourani Lied mitsingen. Und kaum Worte, um das Gefühlte richtig zu beschreiben. Kann man gleichzeitig traurig, ängstlich, demütig und trotzdem glücklich und voller Leben sein? Yes, you can.

Tagsüber wurde sich heute intensiv mit wichtigen Themen beschäftigt: der Abbau bürokratischer Hürden und der Ausbau sozialrechtlicher Möglichkeiten beispielsweise, um nur einige der zahlreichen Konzepte und Impulse aufzuzählen.

Nun haben meine Schaumstoffbrüste und ich (wir freunden uns gerade an) bei dem schlechtesten Annenmeykantereit-Cover ever mitgesungen. Und ich schätze meine Schrittzählerapp funktioniert nicht richtig. Andernfalls habe ich heute Abend 10,3 km getanzt.

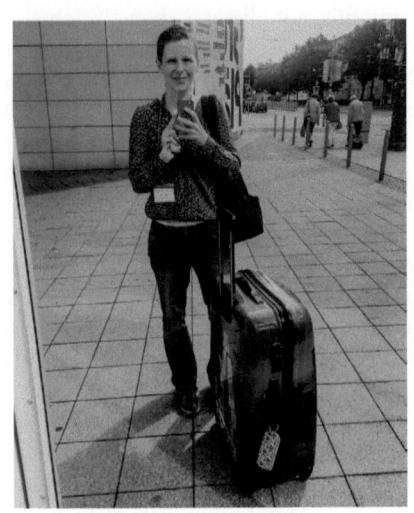

26.08.2018

#thereisalwaysagoodreasontogohome

Ich bin ein eher introvertierter Mensch.
Ich war dieses Wochenende auf dem Bundeskongress der Frauenselbsthilfe nach Krebs mit 500 Teilnehmern.
Ich bin aufgestanden, ans Mikrophon getreten und habe vor allen Leuten gesprochen.
Ich bin ein bisschen (nagut, sauviel) stolz auf mich.
Und ich finde die Vorstellung so schön, dass das Herz deshalb so aufgeregt schlägt, weil es applaudiert.

Ich habe dieses Wochenende viel Wertschätzung statt Wertung erfahren und viele unterschiedliche Perspektiven und Ansichten kennenlernen dürfen.
Ich wünsche mir für mich, dass meine Krebserkrankung immer weniger Raum einnehmen wird. Aber, auch wenn alles positiv verläuft, wofür ich inständig bete (und ich bin noch

nicht mal gläubig), wird diese Erkrankung mich ein Leben lang begleiten. Psychisch wie physisch.

Deshalb freue ich mich, dass ich Teil des Wandels und der Weiterentwicklung sein darf.

Konkret heißt das: Ich möchte mich im Rahmen meines Psychologiestudiums mit dem Thema
„Paarkommunikation und Krebserkrankung" auseinandersetzen und Konzepte hierzu entwerfen.

Und da hüpft mein Herz schon wieder: Denn genau das ist der Grund, warum ich mein Studium begonnen habe. Um etwas zu tun, wofür ich brenne, weil es fachlich und inhaltlich wahnsinnig interessant und mit nachhaltigem Nutzen für mich und andere verbunden ist.

Und weil mein Herz gerade so munter am Umherspringen ist, geht es jetzt heim und ich freue mich riesig darauf, meine Kinder wiederzusehen.

Es war die letzten Tage schön, nicht morgens um 05:30 von 1 bis 3 Kindern mit dem jeweiligen Elan eines Duracell-Häschens geweckt zu werden, nicht auf Pipipfützen auszurutschen (für deren Entstehung niemand eine Erklärung hat) und nicht nachts um 03:00 geweckt zu werden, weil jemand einen Popel aus der Nase entfernt haben möchte.

Aber genau darauf freue ich mich jetzt wieder ungemein.

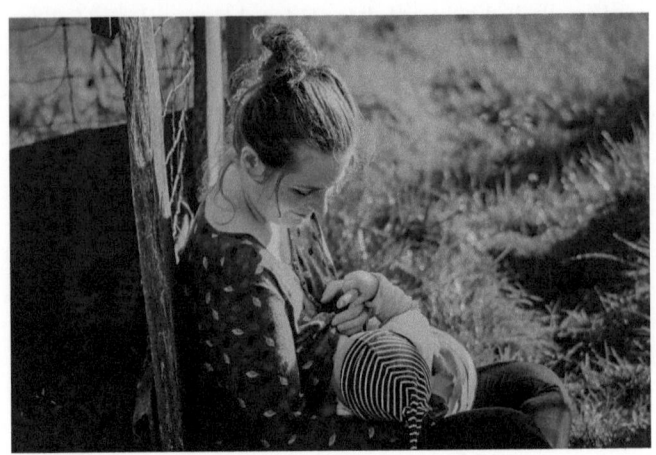

28.08.2018

#stillenistliebe
#fläschchenfütternauch
#hermitdemschönenLeben

Das Bild ist 11 Monate alt. Wir waren auf einem Erntefest. Während mein Mann das Foto schoss, pflückten meine beiden Großen wenige Meter entfernt Himbeeren.

Jetzt, knapp ein Jahr später und zwei Brüste weniger, wälze ich mich nachts unruhig hin und her; der Jüngste ebenso. Mein Kopf und mein Körper teilen mir einstimmig mit, dass sie nicht genug Energie aufbringen können, um jetzt aufzustehen. Mit von woher auch immer mobilisierten Kräften gelingt es dann doch, dass ich mich in Richtung Küche bewege. Routiniert lasse ich kaltes und warmes Wasser ins Fläschchen laufen bis es eine Temperatur von etwa 38 Grad erreicht hat.

Mit dem fertigen Fläschchen in der Hand schlürfe ich zurück ins Schlafzimmer und tippe meinen Mann an. Ab hier übergebe ich den Staffelstab und sein Part beginnt.

Ich habe meinen Sohn bis zur Krebsdiagnose gestillt. Das Fläschchengeben hat mein Mann übernommen.

Während er den Kleinen füttert, husche ich bei meiner Großen ins Zimmer. Ich hatte ihr am Abend zuvor erklärt, dass sie das auf dem Boden verteilte Spielzeug wegräumen muss, weil sonst jemand darüber stolpert. Dieser jemand bin nun ich.

Ich lausche einen kurzen Moment ihrem gleichmäßigen Atem.

(Es klänge schön zu schreiben, dass ihr das Mondlicht währenddessen ins Gesicht fiel. Aber tatsächlich war es so stockdunkel, dass ich kaum erkannt hätte, ob dort die Großmutter oder der böse Wolf gelegen hätte).

Kurz danach schleiche in das Zimmer meines Mittleren, den ich anders positioniere, da sich nur noch die Hälfte seiner Gliedmaßen innerhalb des Bettes befindet.

Wenn ich das Gefühl von Frieden beschreiben müsste, käme mir sofort der Anblick meiner schlafenden Kinder in den Sinn.

Es gibt wieder mehr Normalität inmitten des Wahnsinns.

Mein Mann und ich streiten häufiger über Banales, weil es momentan nicht um Lebensbedrohliches geht. Jetzt ist da Raum für die Tücken und Lücken des Alltags. Um Grenzen neu auszuloten. Um sich mit Erziehungsthemen auseinanderzusetzen, die über das „einfach nur den Tag überstehen" hinausgehen. Und das wird eine Herausforderung, die ich sehr gerne annehme.

Hello life, I am back.

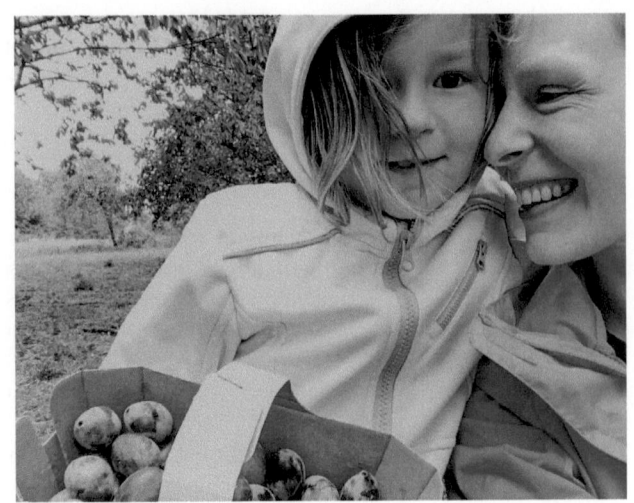

30.08.2018

#backebackeKuchen
#lovemylaughlines
#alltagrockt

Ich habe gestern gebacken. Einen Apfel-Käsekuchen, aus welchem nach Abwandlung diverser Zutaten ein Kuchen ohne Äpfel, dafür aber mit einer alten einsamen Banane und ein paar Heidelbeeren wurde. Er war nicht lecker.

„Stand das so im Rezept?", fragte mein Mann und zog eine Augenbraue hoch. Der Rezept-Rebell in mir rechtfertigte sich, dass er das Rezept ja nur hätte optimieren wollen. same as usual.

Heute waren meine Tochter und ich bei Nieselregen auf einer Wiese, um Pflaumen und Äpfel zu pflücken. Daraus haben wir noch einen Kuchen gebacken, wobei es mich eine Menge Überwindung gekostet hat, das Originalrezept nicht abzuändern.

Mein erster Hefekuchen! Jedenfalls der erste, der schmeckt. Wir haben ihn eben probiert, als er noch warm war.

Unsere Hände riechen vom Kneten des Teiges noch nach Hefe und in der Wohnung duftet es nach Zimt. Draußen regnet es sich gerade ein, und wir haben geübt, Walnüsse zu knacken und mit einem Streichholz eine Kerze anzuzünden.

Nein, es ist nicht plötzlich alles wieder normal.

Nein, die Gefahr, die vom Krebs ausgeht, ist nicht gebannt. Und nein, ich wandele nicht den ganzen Tag achtsam und dankbar umher.

Da sind Ängste. Und Trümmerhaufen. Risiken. Aufgaben. Chancen. Chaos. Lachen und weinen. Müdigkeit.

Trauer. Stress. Augen, die mal vor Entzückung funkeln und mal vor Wut. Willkommen Alltag. Schön dich wieder an meiner Seite zu haben.

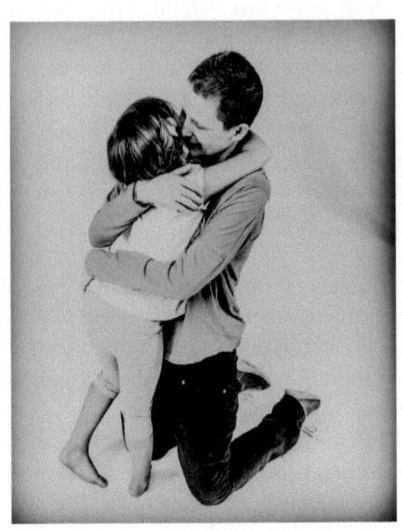

31.08.2018

#brustkrebs
#FAQs

„Dann hast du es ja jetzt geschafft und der Krebs ist besiegt!" - an dieser Stelle weiß ich gut gemeinte Worte dieser Art wirklich zu schätzen und kann die dahinterstehenden Gedanken nachvollziehen.
Chemo, OP und Bestrahlung sind abgeschlossen. Die Tumore wurden erst durch die Chemo weggeätzt, anschließend mitsamt Brüsten entfernt und schließlich wurde ich von den Lymphabflussbahnen im Hals bis hinunter zur Bauchgegend bestrahlt.
Wo ist also das Problem?
Das Gefährliche am Brustkrebs ist nicht der Tumor in der Brust, sondern die Metastasen, die aufgrund dessen im Körper auftreten können.

Die meisten Metastasierungen treten innerhalb der ersten Jahre nach Erstdiagnose auf.

Nach 5 Jahren sinkt die Anzahl deutlich, verschwindet aber (und das ist eine Eigenart, die insbesondere den Brustkrebs betrifft) nicht, wenn man sich die 5- und die 10-Jahres-Überlebensraten im Vergleich anguckt.

Wenn infolge einer Brustkrebserkrankung Metastasen auftreten, gilt die Krankheit nach aktuellem Stand der Wissenschaft als nicht heilbar.
(Quelle: krebsgesellschaft.de)

Im Gegensatz zu einigen anderen Krebserkrankungen ist die Sterblichkeit beim Brustkrebs auch über die ersten 5 Jahre nach Erstdiagnose hinaus, aufgrund von Rezidiven, Spätmetastasierung oder therapiebedingten Organschädigungen deutlich erhöht. *(Quelle: mamazone.de)*

Wenn die Akuttherapie beendet ist, gleichen sich die äußerlichen Rahmenbedingungen wieder an.
Psychisch stellt das oben Genannte allerdings eine Herausforderung dar.
Ich versuche, mich irgendwo zwischen Optimismus, Pessimismus und Realismus einzupendeln.
Wahrscheinlichkeiten zwar im Hinterkopf zu haben, mir aber bewusst zu machen, dass eine Statistik nichts über mich als Einzelfall aussagt.
Ja, die Akuttherapie ist vorbei.
Die Angst bleibt.

Eine Ärztin sagte mir neulich: „Ja, vielleicht sind Sie in 5 Jahren tot. Und Sie können die Zeit bis dahin jetzt in Angst verbringen. Oder Sie leben einfach. Denn das Ergebnis wird dasselbe sein, ob Sie die Zeit bis dahin nun lachend oder weinend verbringen."
Ich möchte mich fürs Lachen entscheiden.

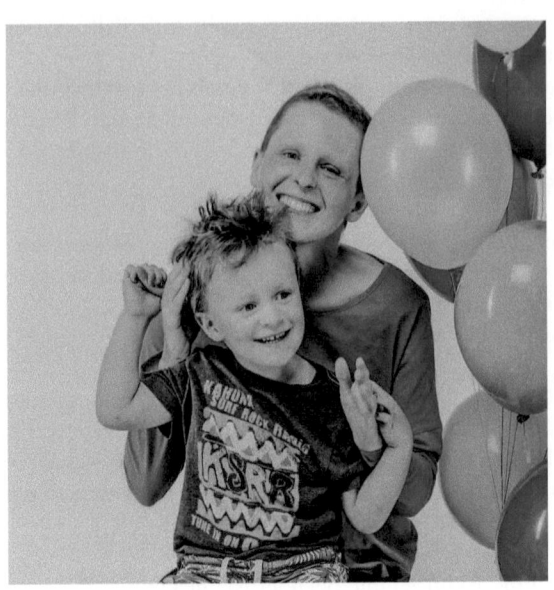

01.09.2018

#unserAlltagistihrLeben
#unserAlltagistauchunserLeben!

„Mama, kannst du mich besser zudecken und nicht wie einen Schrotthaufen?" Habe ich schon mal erwähnt, wie sehr ich meinen 3-Jährigen liebe?
„....und dann geh raus und mach die Tür zu!" (wir sind dabei, ihm Höflichkeit vorzuleben in der Hoffnung, dass er die Grundregeln dadurch verinnerlicht;)

Und ich liebe ihn wirklich. Ohne dass es in meinem Kopf Muster geben würde, wie ich ihn gerne hätte. Wenn mich jemand fragen würde, was ich wolle, was er später wird, würde ich sagen „glücklich".

Seine Hände stemmt er sich oft wütend in die Seiten, während es in seinem Kopf fast hörbar vor sich hin rattert.

Und er beherrscht einen alles durchdringenden markerschütternden Schrei bevor er im Supermarkt anfängt seine Schwester zu attackieren und mein Mann währenddessen bemüht ist, die Lautstärke der Beiden auf Flughafenniveau herunterzudrosseln (und nebenbei die genervten, mitleidigen oder belustigten Blicke oder Kommentare anderer Leute ignoriert).

Und da ist auch der Schalk, der meinem Sohn im Nacken sitzt und den man durch seine Augen durchblitzen sehen kann. Das Herz, das ihm direkt auf der Zunge liegt, und sein freier Geist, der noch nicht an irgendwelche Beschränkungen gebunden ist. Wenn er jemanden blöd findet, spielt er nicht mit ihm. Und wenn er sich streitet und sich wieder vertragen will, fragt er danach. Keep it simple.

Gestern hatten wir beide etwas Zeit zu zweit.

Wir haben zusammen gebadet, waren auf dem Markt und haben Pizzatoast gemacht. Auf meine Frage, ob ich seinen Toast probieren darf, antwortet er ohne den leisesten Anflug eines schlechten Gewissens „Nein. Du kannst dir doch selber eins machen". Während ich noch darüber nachgrübele, wo eigentlich die Grenze zwischen Egoismus und gesunder Selbstfürsorge zu ziehen ist, kramt er seinen Spiel-Baukasten heraus. Ich schaue mir überfordert die Anleitung an, und er wischt meine ausgesprochenen Zweifel mit einem alles erklärenden „Ach, du bist doch schon ein Erwachsener. Du bist doch Mama!" beiseite.

Und jetzt hätte ich gerne einmal diese Superkräfte, von denen mein Sohn glaubt, sie würden zu meiner Grundausstattung gehören.

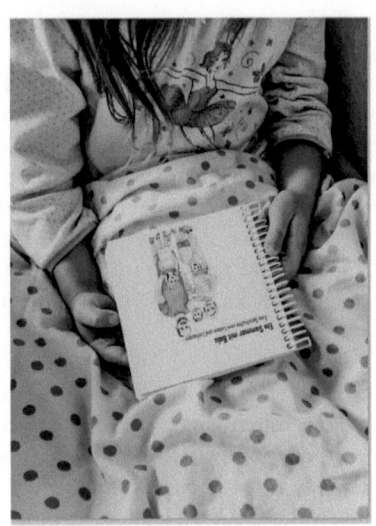

02.09.2018

#GlaubeLiebeHoffnung

Ich schreibe diese Worte während ich bei einer Veranstaltung einer Kinderkirche sitze. Es ist ohrenbetäubend laut, überall liegen Krümel von Erdnussflips herum, und meine Tochter bastelt gemeinsam mit einer fürsorglichen Kinderbetreuerin namens Susa einen Glaubensbaum.

Ich sitze auf einem durchgesessenen Sofa in der Ecke des Raumes, weil ich meiner Tochter versprochen habe, nicht wegzugehen.

Es geht hier vor allem um Spiel und Spaß. Aber auch darum, den Kindern in diesem Kontext den Gedanken an Gott nahezubringen.

Ich glaube nicht an einen Gott.

Seit meiner Krebsdiagnose komme ich mit meiner Tochter einmal im Monat hierher.

Ich möchte ihr die Möglichkeit geben, Einblicke in dieses Glaubenskonzept zu erlangen, die ich selber nicht authentisch vermitteln könnte.

Wenn meine Tochter mich fragt, ob die Menschen nach ihrem Tod zum lieben Gott gehen, fühlte ich mich in einem Gewissenskonflikt. Und habe mich dann für die authentischste Antwort entschieden, die ihr trotzdem Raum für eigene Glaubensmuster gibt: „Viele Menschen glauben das. Ich glaube es nicht." (wobei ich mich als Agnostiker bezeichnen würde und nicht als Atheisten).

Meine Gedanken in Bezug auf ein kindliches Verständnis zum Thema Tod habe ich versucht, dem Alter meiner Kinder entsprechend in Worte zu fassen und in eine Geschichte für sie zu verpacken.

Ich habe mich wahnsinnig gefreut, dass @*kissy_cross* so lieb (und talentiert!) war und die Bilder dazu gezeichnet hat.
Ich habe die Geschichte meiner 5jährigen vorgelesen, weil sie Fragen nach dem Tod thematisiert und ich ihr erklärende Gedanken hierzu aufzeigen wollte.
Sie meinte hinterher „Geschichten sollten nicht so traurig sein, Mama". Ich finde sie hat recht.
Mein Anliegen war es, einen versöhnlichen Umgang mit diesem Thema aufzuzeigen. Vielleicht ist das aber einfach nicht möglich.

(Die Geschichte befindet sich im Anhang des Buches)

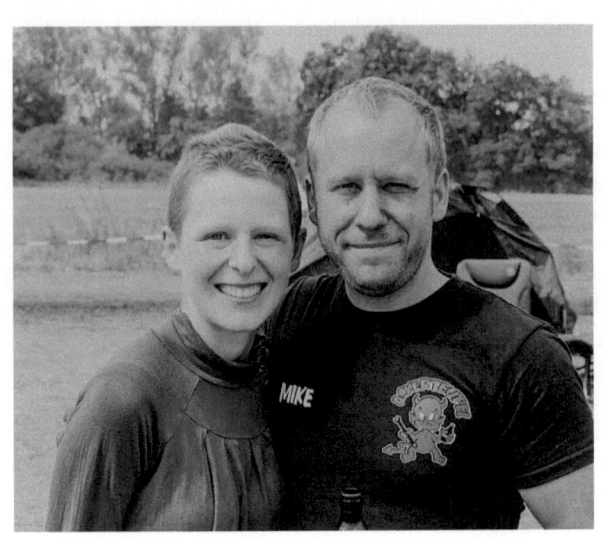

02.09.2018

#nohashtagneeded

Du wirst diese Zeilen niemals lesen, denn du bist viel zu beschäftigt damit, dein Leben zu leben.
Und das machst du verdammt gut.

Du hast dich selbstständig gemacht als Kfz-Meister und bist darauf zu recht sehr stolz. Aber, und das ist das, was mich wirklich freut, du scheinst auch mit dir selbst im Reinen zu sein. So ganz weiß ich das nie, weil wir reden nicht darüber. Aber du hast eine Frau, die das Herz am rechten Fleck hat, und eine Tochter, die bezaubernder nicht sein könnte. Wenn du sie ansiehst, denkst du nicht an den Berg von Arbeit, der vor dir liegt, sondern bist einfach ein Papa, der stolz auf seine Tochter ist.

Mein kleiner Bruder. Du bist jetzt ein Papa. Ein Ehemann. Ein, so hoffe ich, nach Abzug aller Anstrengungen des Alltags, glücklicher Mann.

Heute bist du bei einem Stoppelfeldrennen mitgefahren. Ich habe währenddessen Fotos gemacht. Neben mir hat jemand gefragt „Führt da etwa Mike?" und ich habe stolz geantwortet „Ja. Das ist mein Bruder!".
So ein Quatsch. Als ob du irgendein Rennen gewinnen müsstest, damit ich stolz auf dich sein könnte. Stolz bin ich sowieso.
Und gewonnen hast du trotzdem.

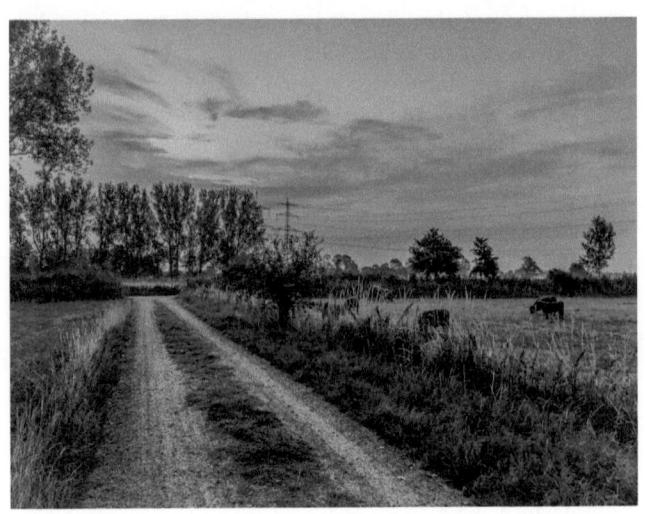

04.09.2018

#noteverythinghappensforareason
#sometimeslifejustsucks

„Du kannst alles sein und alles erreichen!", schreit mir ein
Werbebanner auf Facebook entgegen, während ich morgens
durch die Timeline scrolle.
Es ist erstaunlich, wie viele „Mental Trainer" und „Perso-
nal Coaches" plötzlich darum kämpfen, den Leuten beizu-
bringen, wie sie sich selber mehr, tiefer und besser lieben
können.
Es werden innere Kinder betüddelt, Chakren geöffnet, eine
Tasse Grüner Tee bei der morgendlichen Yoga Session ge-
schlürft und Beziehungen mit sich selber und anderen kritisch reflektiert.

Selbstliebe. Achtsamkeit. Mitgefühl mit sich selber und anderen. Dankbarkeit. Und nicht zuletzt das Obligatorische: im Jetzt leben.

Das alles wird propagiert. Und es ist tatsächlich wahr, dass sich in dem eben Aufgezählten wohl das verbirgt, was letztlich zufriedene Menschen hervorbringt.

„Du hast Krebs? Hast du dir mal überlegt, was deine Krankheit dir sagen wollte?"

Ja: Nothing!

Auch ohne die jetzt bestehende Möglichkeit meines vorzeitigen Ablebens mochte ich mein Leben bereits und habe es wertgeschätzt. Dafür hätte ich keine lebensbedrohliche Krankheit bekommen müssen.

Kein „Aha, Leben. Das wolltest du mir also sagen"-Effekt. Und kein „und die Moral von der Geschicht..".

Es ist nicht wahr, dass wir alles sein könnten, alles haben könnten. Dass wir es uns nur genug wünschen müssten. Dass es immer in unserer Verantwortung liegt.

Diesen Trend beobachte ich skeptisch. Vor allem, wenn es in Richtung Karma und „jeder kriegt, was er verdient" geht. Was ist denn mit denen, die unter Depressionen leiden, nahestehende Menschen verloren haben oder selber erkrankt sind?

Saßen diese Leute zu wenig in Bali am Strand, haben sich nicht ausreichend mit Superfoods die Kante gegeben oder haben sie die rituelle Ho'oponopono-Meditation verbockt?

Nicht hinter jeder Krise verbirgt sich eine Chance.

Nicht jeder Schicksalschlag macht uns hinterher zu besseren Menschen.

Es ist nicht wie beim Mannschaftssport, wo es Regeln gibt und derjenige, der nicht fair spielt, nicht mehr mitspielen darf.

Das Leben spielt nicht fair. Und ich habe weit und breit keinen Schiedsrichter gesehen.

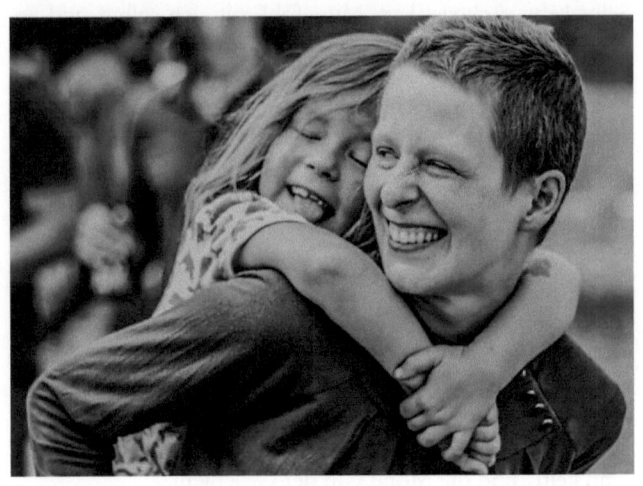

07.09.2018

#wichtigistnurdieVeränderung
#dassmannieimStillstandverharrt
#unddassmansichauchinhartenZeiten
#seineTräumeundWünschebewahrt
#elementofcrime

Ich packe meinen Koffer und nehme mit: 3 vor Aufregung nicht schlafen könnende Kinder und einen Mann, der unsicher ist, ob er sich auf 7x24 Stunden mit uns allen zusammen freuen soll oder ob ihm ein paar neue graue Haare wachsen werden. Beides vermutlich.

Und mich natürlich: Eine 33jährige Mutter mit wieder aufkeimenden Helikoptertendenzen, welche sich auch in den gepackten Reiseutensilien widerspiegeln: natürlich könnte man ein Notfall-Medikament gegen Pseudokrupp brauchen oder ein zweites Fieberthermometer, falls das erste kaputt geht. Und es ist immer gut, auf in allen sieben Kontinenten möglichen Wetterlagen vorbereitet zu sein.

Wir haben uns ein Ferienhaus in der sächsischen Schweiz gemietet und werden dort 7 Nächte verbringen. Morgen in aller Herrgottsfrühe geht es los.

Wir wollen Tagesausflüge nach Tschechien und Polen machen, im Garten grillen, schöne Landschaften bewundern und uns etwas Normalität zurückholen.

Es wird der erste Familienurlaub überhaupt, der länger als ein Wochenende dauern wird. Eigentlich wollten wir am 27.12 letztes Jahr in den Urlaub fahren. Stattdessen wurde ich an genau diesem Datum stationär im Krankenhaus aufgenommen. harhar Leben, nice try.

Das Foto ist vom letzten Wochenende. Wir waren bei einem Stoppelfeldrennen. Die Kinder haben stundenlang auf dem unglaublich staubigen Ackerboden gespielt und viel mehr als Zufall war es wohl nicht, dass wir uns am Abend die drei richtigen Kinder herausgepickt haben, um sie zuhause in die Badewanne stecken zu können. Ich selber war ein kleines bisschen betrunken. Das war wunderbar.

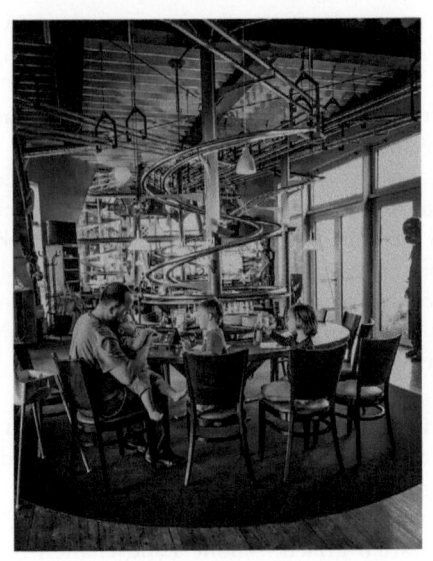

08.09.2018

#Lieblingsagmirmorgenfrühnochmal
#dasswirglücklichsind
#werzulangeindieSonnesiehtwirdblind
#elementofcrime

10 Minuten nach der Abfahrt beginnen die „Wann sind wir endlich da?"-Fragen. Die erste ist noch niedlich. Das 4783 Nachfragen wird auch für stresserprobte Nerven zum Balanceakt.

Während die Kinder in einem verbalen und körperlichen Streit über „das ist mein Tanzbereich und das ist dein Tanzbereich" vertieft sind, tauschen mein Mann und ich diverse Schimpfwörter aus, bei denen unsere Kinder nicht gut wegkommen.

Parallel läuft „Ballade pour Adeline" als wir noch bei Dämmerung über die Autobahn fahren, was irgendwie surreal wirkt.

Mein Mann unternimmt diverse Sättigungsversuche, indem er sich unter meinem Gezeter an den Raststätten überteuerte Nahrungsmittel kauft, die allesamt scheitern, weil entweder die Kinder oder ich alles restlos vertilgen.

In Dresden haben wir einen Zwischenhalt gemacht und in einem Achterbahnrestaurant gegessen. Das Essen kam auf Schienen angefahren, was ich mir futuristischer vorgestellt hätte und die Kinder unbeeindruckt ließ.

Nun sind wir in dem Ferienhaus angekommen. Ich sitze im Gras während mein Mann Sachen zum Grillen einkauft.

Wir haben daheim weder Haus noch Garten. Daher genieße ich es gerade sehr, den Kindern keine Lautstärkevorgaben mit Rücksicht auf Wand-an-Wand-Nachbarn machen zu müssen und ihnen dabei zuzuschauen, wie sie sich trotz viel mehr zur Verfügung stehenden Quadratmetern genauso streiten wie zuhause. Rechts neben dem Haus haben wir eine gigantische Aussicht und die besten Nachbarn, die ich mir im Moment wünschen könnte: Schafe.

Und jetzt werde ich Fußballspielen, weil ich meinen Sohn schon drei mal auf „später" vertröstet habe und mich darüber nun ärgere, denn ich könnte mir nichts vorstellen, was jetzt wichtiger wäre.

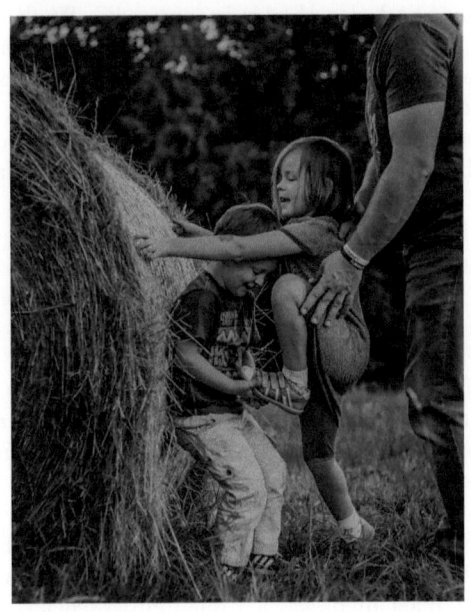

13.09.2018

#räuberleiter #lebenmitkrebs #lebenmitkindern

Urlaubsgedanken 1/4

Da bin ich und da bist du
(und nebenan ist Müllers Kuh - nein Quatsch, nebenan auf
der Wiese sind Schafe, auf die der Jüngste immer mit etwas,
was man als imitiertes Blöcken bezeichnen könnte, aufgeregt
zeigt).
Da sind also mein Mann und ich. Immer noch. Wieder.
Durch all die schlechten Zeiten hindurch. Und dem Gefühl,
dass auch vermeintlich gute Zeiten es erfordern, dass man
sich als Paar nicht als selbstverständlich wahrnimmt.

Überhaupt sollte man gar nichts als selbstverständlich nehmen.

Ich atme. Mir tut aktuell nichts weh. Meine Kinder sind gesund. Und ich bin sehr reich (nicht im materiellen Sinne).

Grund genug, um jeden Morgen aufzuwachen und das Leben zu preisen? Stille Jubelhymnen, die ich täglich gen Universum schicken sollte?

Und wenn dem nicht so ist?

Es schleicht sich eine Routine ein. Ein Alltag, in dem ich nicht ständig denke „Yeah, der Jüngste fischt in der offen gelassenen Toilette und die beiden anderen kämpfen gerade um und mit Zahnbürsten und testen aus, wie man sie als effektivste Waffe einsetzen kann, um sich gegenseitig möglichst eindrucksvoll Schmerzen zuzufügen das ist Alltag! Nicht durch Krebs bestimmt! Mein Leben! Yippieyeah!"

Und dann sitze ich stattdessen manchmal da, fühle mich so unendlich (!) undankbar und bin genervt. Von den Anforderungen, die Kindererziehung, Partnerschaft, Studium und Alltag stellen. Denn ich bin ja jetzt wieder gesund („in Heilungsbewährung" werfe ich an der Stelle ein). Jetzt kann ich doch bitteschön genauso funktionieren wie vorher. But I can't.

Und es sind weniger die körperlichen Beeinträchtigungen, die mich so einschränken. Es ist vielmehr das psychische Trauma, das mir aufgezeigt hat, wie sehr das Leben durch Zufall bestimmt ist, wie wenig es fair ist und wie schnell alles, was man als sicher oder selbstverständlich glaubte, sich plötzlich in ein Trümmerfeld verwandeln kann. Das wusste ich theoretisch auch vorher. Aber es praktisch zu erfahren hat meine Welt aus den Angeln gehoben.

Das Leben wie vorher wird nicht mehr möglich sein. Und wie das Leben nun stattdessen möglich ist, muss und darf ich nun herausfinden.

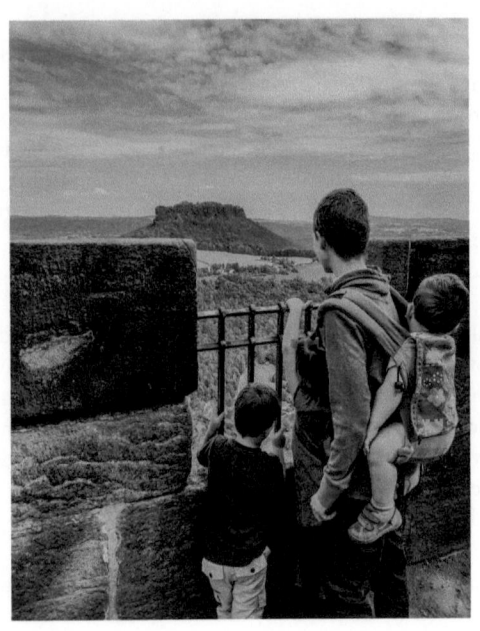

13.09.2018

#IhavewhatIhave
#andIamhappy
#Ihavelost
#whatIhavelost
#andIam
#stillhappy

Ich stelle derzeit fest, dass Dankbarkeit und Achtsamkeit wirklich wertvoll sind. Wenn ich es aber als permanente Dauerzustände anstrebe, kann ich nur scheitern. Oder es entspricht einfach nicht meinem Naturell. Und Authentizität ist etwas, was ich noch weniger verlieren möchte.

Vorgestern waren wir in Tschechien wandern. Es war ein für Kinder wirklich anspruchsvoller Aufstieg, aber sie hatten wahnsinnig Spaß dabei. Den Jüngsten trug ich seit vielen Kilometern in einer Trage auf dem Rücken und kraxelte gerade einige hundert Treppenstufen hinauf.
Ein Paar kam uns entgegen. Der Mann ging scheinbar davon aus, dass wir seine Sprache nicht verstehen und sagte zu seiner Frau „guck mal (mit Blick auf meinen Sohn auf meinem Rücken), ich glaube die Frau hat zu viel Energie."
Und ich dachte mir: Alter Mann, du hast ja nicht die geringste Ahnung.

Dass ich meinen Sohn nochmal auf meinem Rücken tragen kann, selbst über weitere und anspruchsvolle Strecken, dass mein Körper das wieder zu leisten imstande ist, hat mich sehr glücklich gemacht. Und ja, er war schwer.

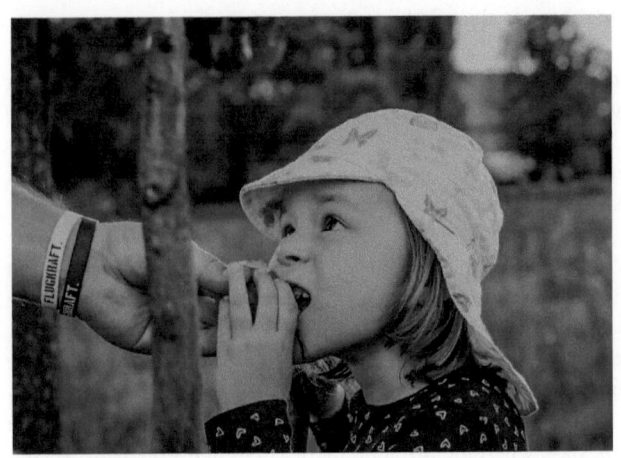

#undwennesbesserwird
#besseralsduglaubst
#undwennesfreierwird
#freiersindwirauch
#undwennesschönerwird
#schöneralsduahnst
#undwennesanderswird
#andersalsgeplant
#rosenstolz

„Ein Auto?", fragt mein Mann irritiert, als er das Geräusch eines Fahrzeuges näher kommen hört.

Wir sitzen vor unserem Ferienhaus, welches am Ende einer langen Sackgasse liegt, und wo die Geräusche der Natur und unserer Kinder das einzige sind, was man normalerweise zu hören bekommt.

Es stellt sich heraus, dass das Auto sich nur verfahren hat und wenden will. Wir haben die Ruhe wieder für uns.

Nachts hat man aufgrund fehlender Umgebungslichter einen wunderbaren Blick auf die Sterne und abends, wenn ich ein Tablett voller Kräuterbutter, Brot und Grillspieße nach draußen bringe und mir dabei der Grillgeruch in die Nase steigt, könnte das Leben sich fast perfekt anfühlen. Aber Perfektion ist ein Wort, das bezogen auf das Leben vermutlich zu anmaßend ist.

Ich fotografiere auch in diesem Urlaub viel. Und am Liebsten mag ich die Fotos, die im konventionellen Sinne unperfekt sind. Weil sich in ihnen das Leben widerspiegelt.

Die Fotos brauchen dabei weder scharf sein noch müssen die Beteiligten in die Kamera gucken.

Ich möchte mich in Jahren nicht an die Momente erinnern, an denen ich zu meinen Kindern sagte „Stellt euch mal dahin und lacht fürs Foto". Sondern ich möchte Momente einfangen, die ich sowieso im Herzen habe und die ich mir anhand der Fotos nochmal besser vor Augen führen kann.

Vielleicht verwackelt. Vielleicht nicht immer fröhlich. Aber immer echt.

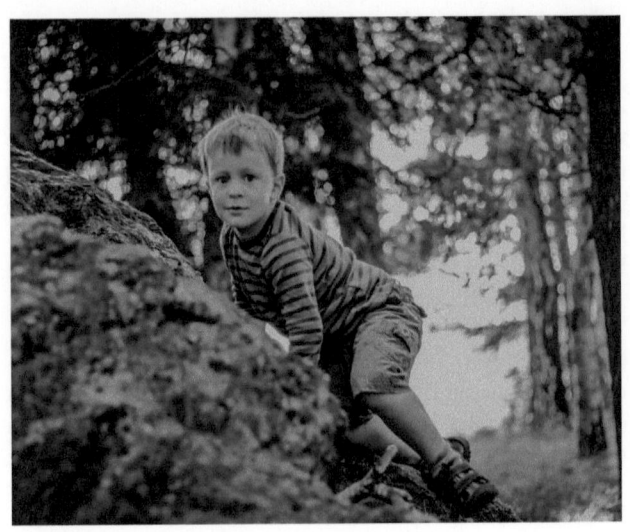

13.09.2018

#seiwildfrechundwunderbar
#wennduwillst
#ansonsten
#seieinfachdu

„Because in the end, you won't remember the time you spent working in the office or mowing your lawn. Climb that goddamn mountain." (Jack Kerouac)

Weil mir genau dieses Zitat durch den Kopf ging, als ich meinen Sohn beobachtete wie er kleine Felsen erklimmt und auf große Berge wandert. Nämlich mit Enthusiasmus, Herz, erstaunlichem Willen und Stolz.

Und weil ich tatsächlich oft in Zitaten denke (jedem seine Schrulle):
„In einer Welt, in der du alles sein kannst, sei du selbst".

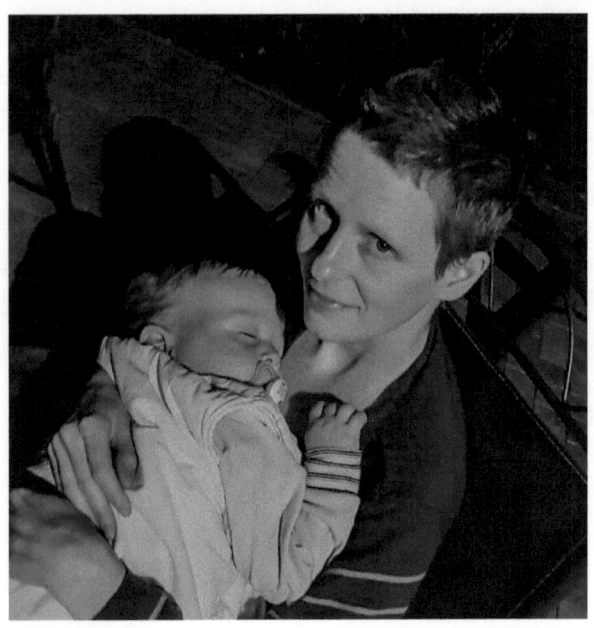

14.09.2018

Dein Kopf liegt immer seltener so nahe an meiner Schulter. Tagsüber entdeckst du die Welt. Und abends, wenn du voll mit neuen Eindrücken bist und dein Herz vom Staunen müde, dann suchst du meine Nähe.

Jeden Tag lässt meine Hand dich ein Stück weiter los. Das muss ich lernen und du bringst es mir bei. Aber jedes Mal in deinem Leben, wenn du dich umdrehst und mich suchst, werde ich da sein. Und dich ermutigen, den Weg vor dir zu erkunden.

Am Ende deines Lebens wird dein Herz nicht mehr so heil und rein sein wie jetzt.

Es wird verbeult sein, Dellen haben und viele Pflaster, mit

denen du selber oder andere die Risse geflickt haben. Aber ein Herz braucht nicht heil sein, um schön zu sein.

Du wirst Menschen begegnen, die dein Leben bereichern und solchen, die dich zumindest was gelehrt haben. Du wirst enttäuscht werden und selber enttäuschen. Dich und andere. Immer wieder.
Du wirst dein Herz in langen durchfeierten Nächten spüren und du wirst die Welt in den stillen Augenblicken entdecken. Die von außen leise sein mögen, aber sich innen wie Feuerwerke anfühlen. In Büchern, in Gesprächen, im Beobachten von Mensch oder Natur. Die großen Ereignisse sind nur selten laut.

Ich würde dir gerne sagen: Geh dahin, wo die Liebe ist. Oder dahin, wo du sie vermutest. Aber wer bin ich schon, dass ich wüsste, welches der richtige Weg für dich sein wird.
Du wirst stolpern, zweifeln, neu anfangen, bereuen, fliegen, träumen und lieben.
Ich wünsche dir das Leben in seiner ganzen Wucht. Mögen die Höhenflüge lange dauern und die Abstürze durch Sicherheitsnetze abgefangen werden. Eines davon werde immer ich sein.

Ich wünsche mir sehnlichst, dich noch als Mann mit grauen Haaren erleben zu dürfen. Der seiner Mutter Fehler, die ich zweifelsohne machen werde, vorwirft und dessen Augen immer noch dieselben sein werden wie in dem Moment, als sie mich zum ersten Mal erblickten.

Und solltest du jemals an deinem Lebenssinn zweifeln, dann lass dir gesagt sein, dass du mich durch dein Dasein unendlich bereichert hast und sage nicht, das wäre nicht viel wert. Ich wünsche dir, dass du am Ende wohlwollend zurückblicken kannst und dass deine Lebensbilanz lauten wird:
ja, es war gut.

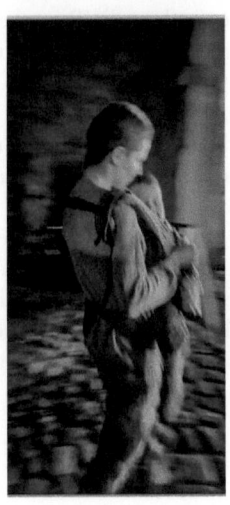

18.09.2018

#daspassiertwennmanseineSchlaftablettenzuspätnimmt

Ich habe mit Erhalt der Krebsdiagnose den Glauben an eine vorher als selbstverständlicher wahrgenommene Zukunft verloren.
Ich sah mich immer irgendwann als Oma, die liebeskummergeplagten Enkeln nachts Pfannkuchen braten, nebenbei Tränen trocknen und ungefragt mit mehr oder weniger angebrachten Ratschlägen um sich werfen würde.
Jetzt sehe ich ab einer ungefähren Zeitspanne von 5 Jahren nichts mehr außer grauem Nebel. Bilder und Vorstellungen, die vorher so klar waren, haben an Kontur und Schärfe verloren.

Mein Mann redet gerne davon wie es ist, wenn wir beide alt sind. Vermutlich, weil er es sich so sehr wünscht und auch davon ausgeht.

Ich höre ihn reden und wenn ich versuche mich gedanklich mitnehmen zu lassen, sehe ich nur ihn als alten Mann mit einem Bierbauch, der nicht vom Bier kommt, schwelgend in Erinnerungen und das Andenken an mich bewahrend.

Aber ich kann mich nicht mehr sehen, so sehr ich mich auch bemühe.

Gedanken an die Zukunft legen sich wie eine zu enge Jacke über meinen Brustkorb und lassen das Atmen mühsam werden.

Vor kurzem fragte mich eine Ärztin „Wollen Sie Ihre Lebenszeit wirklich für das Studium verwenden? Ich würde bei Ihrer Krebskonstellation erstmal 2-3 Jahre abwarten".
Einatmen. Ausatmen.
Weiteratmen.
Life has a funny way to proof you wrong.

Es sind nur Momente. Gefühle, die kommen, da sind und dann wieder anderen Gefühlen weichen.
So wie jetzt. Es ist spätabends, alle schlafen. Ich sehe bei offenem Fenster die Sterne, höre den Jüngsten friedlich im Schlaf grunzen und mache mir Gedanken, die morgen früh wieder von anderen, leichteren Gefühlen abgelöst werden dürfen.
Nachts sind Gedanken oft grauer als bei Tageslicht.

Das Foto ist das unperfekteste Urlaubsfoto, das ich habe.
Aber auch das, auf dem ich am glücklichsten bin.

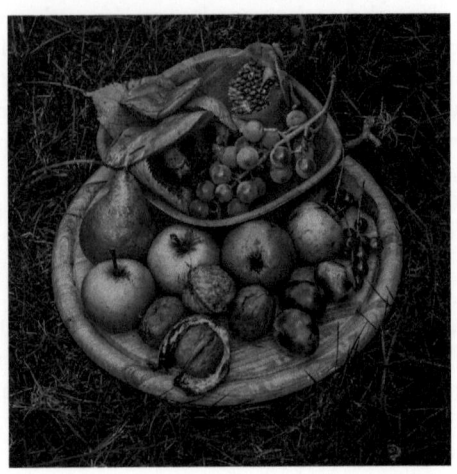

Abends, wenn die Jungs schon schlafen, erzähle ich meiner Tochter oft Geschichten. Meistens fangen diese so an:
„Es war einmal ein Mädchen, das hatte braune Augen und blonde Haare. Dieses Mädchen hieß Marie." Bereits an dieser Stelle habe ich sie eingefangen, und ihre Augen blitzen mich erwartungsvoll an.

Derzeit umrahmt der Herbst viele dieser Geschichten, in die ich immer versuche, subtil ein paar Weisheiten zu verstecken, die meine Tochter geflissentlich überhört, weil sie abends nach einem langen Tag nicht belehrt, sondern verzaubert werden möchte.
„Ab und zu machen Menschen blöde Sachen. So wie du gelegentlich auch. Aber deswegen finde ich niemals dich blöd, sondern manchmal das, was du tust. Das ist ein wichtiger Unterschied, denn du bist immer ok."
Das sage ich zum Beispiel, um eine Geschichte nicht nur unterhaltsam zu gestalten, sondern um meiner Tochter ein

besseres Gespür für ihren Selbstwert zu vermitteln.

„Ja ja, Mama. Und nun erzähl weiter", werde ich dann unterbrochen und muss schmunzeln über mich und über meine Tochter, der ich manches vermutlich gar nicht sagen bräuchte, weil sie es sowieso weiß.

Also versuche ich, mich selber in den Schnörkeln der Geschichten auszutoben, weil diese oft den eigentlichen Kern bilden. Wie auch im wahren Leben zählt oft nicht die Weisheit am Ende, sondern das, was man auf der Reise dorthin erlebt hat.

Und derzeit sind diese Wege sehr herbstlich geprägt. Blätter verfärben sich und knistern beim Darüberlaufen. Kastanien liegen am Wegesrand und glänzen viel zu verführerisch, um sie liegenzulassen. Oft hängen die Hosentaschen der Kinder dann so tief, dass ich das „Mama, kannst du das alles tragen?" höre, bevor es ausgesprochen wurde.

Der Herbst ist meine Lieblingsjahreszeit. Von ihm geht eine Gemütlichkeit aus, die den Alltag entschleunigt und ihm die Heftigkeit der Sommerhitze entzieht.

Es fühlt sich an wie ein Nachhausekommen, in Wollsocken schlüpfen und vor dem knisternden Kamin eine Tasse Kakao trinken.

Ich wünsche mir, dass meine Kinder immer das Gefühl haben werden, zuhause zu sein, wenn sie in meiner Nähe sind. Weil zuhause kein Ort, sondern ein Gefühl ist.

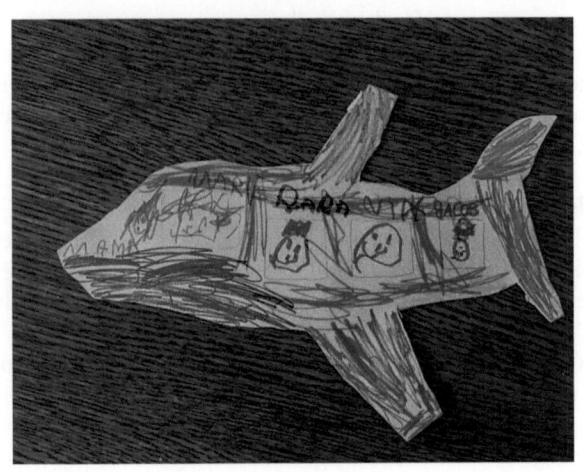

19.09.2018

#undwennichfürdichfliegenmuss
#kriegichdasirgendwiehin
#Schweighöfer

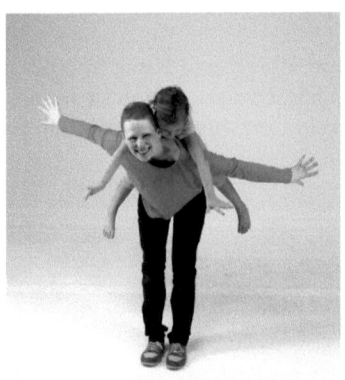

Bitte alle anschnallen. Mama übernimmt wieder das Steuer.
Wir planen einen langen Flug gemeinsam zu haben
#callitlife
Turbulenzen werden selbstverständlich erwartet und sind bereits mit einkalkuliert.
Wir können lustige Lieder pfeifen, wenn uns während des Fluges mal langweilig werden sollte.
Sicherheitswesten und -masken befinden sich an Bord. there is no reason to be alarmed and this is purely a precautionary measure.

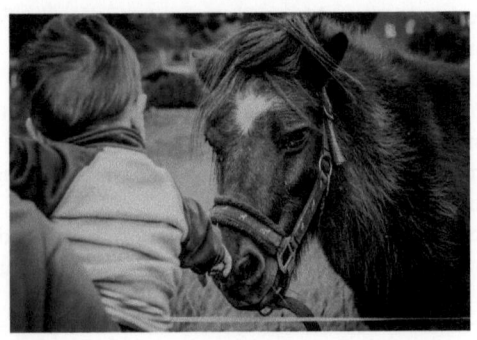

21.09.2018

#Fear:
#doesnt.stop.death
#it.stopes.life

„Welchen Grund gibt es wohl, dass ich Krebs bekommen habe?"
Diese Frage richte ich in regelmäßigen Abständen von etwa allen paar Wochen an meinen Mann.
Und er nimmt sich dieser Frage dann jedes Mal mit einem Ernst an, als würde ich sie ihm (und mir) zum ersten Mal stellen. Ich habe es sicher schon hundertfach getan.
Er rollt nicht mit den Augen und er wird nicht ungeduldig, weil wir dieses Thema schon nächtelang und tränenreich in Stunden dauernden Gesprächen bis ins kleinste Detail zerlegt haben.

„Lag es an falscher Ernährung? An der Kinderwunschbehandlung? Zu wenig Sport? Zuviel Stress? Tschernobyl?"
Mein Mann geht alle dieser Möglichkeiten abermals gemeinsam mit mir durch. Nicht, weil ich daran glaube plötzlich, den Grund zu entdecken, sondern weil es mir hin und wieder ein Bedürfnis ist, mein Gehirn dabei zu unterstützen, das

Unfassbare irgendwie greifbarer machen zu können.

„Wenn sich Zellen teilen, können einfach Fehler passieren."
Mein Mann erklärt mir erneut die biologischen Grundlagen
der Krebsentstehung.
Sein Fazit ist: Es trägt niemand Schuld. Es war einfach Pech.
Täglich teilen sich Millionen von Zellen und irgendwann
wurde eine entartete Zelle vom Körper nicht als solche erkannt.
Es ist nichts anderes als fucking Pech. Zufall. Oder wie auch
immer man Umstände bezeichnen mag, auf deren Entstehung man keinen Einfluss hatte.

Nach einer halbstündigen Diskussion kann auch ich mich
dann wieder seiner Meinung anschließen und das Thema auf
Eis legen, bis ich es in einigen Wochen wieder hervorkramen
kann.

Während unseres Gespräches saß der Einjährige bei meinem
Mann auf dem Schoß und verlangte lautstark nach Erklä-
rungen zu den Zeichnungen aus seinem neuen Bilderbuch.
Ich schaute mir meinen Sohn mit einem tiefen Verständnis
an.
I feel you.

Das Foto stammt aus unserem Urlaub in der letzten Woche.
Mein Sohn entdeckt voller Ehrfurcht die Welt und hat dabei
das Glück, auf äußerst gutmütige Tiere zu treffen.

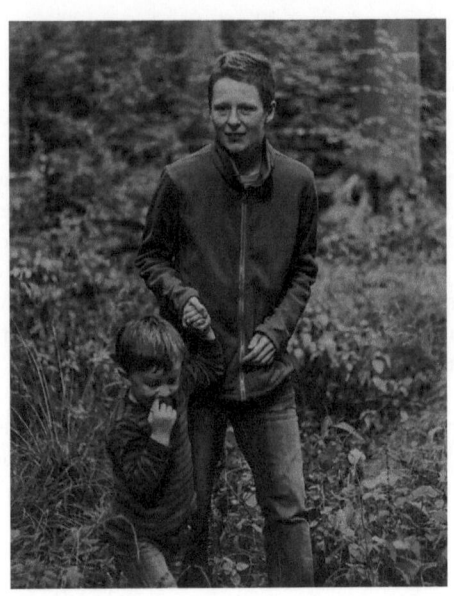

23.09.2018

#what.s.comin.will.come
#and.we.will.meet.it.when.it.does

Der Tag beginnt mit wetterangepassten trüben Gedanken, deren Ursachen ausnahmsweise nicht krankheitsbedingt sind. Das passiert immer häufiger, und ich entdecke, dass verloren geglaubte Schrullen, Muster und Sehnsüchte nur schlummerten, nicht aber überwunden waren.

Statt mich darüber zu freuen, dass meine Sorgen am frühen Sonntagmorgen alltäglicher Natur sind, ärgere ich mich ein wenig. Habe ich nicht vor kurzem erst gelernt, dass verglichen mit dem Angesicht des Todes alles in trivialerem Licht erscheinen sollte? Vermeintlich Banales ist wieder in der

Lage meine Psyche zu fesseln. Das beruhigt und beunruhigt mich.

Meine Tochter neben mir reckt sich. Ihr eben erwachter Blick sagt mir, dass ihr Körper sich zwar aufgerichtet hat, ihr Gehirn dem aber erst noch folgen muss. Irgendwas an der Körper-Hirn-Koordination funktioniert noch nicht einwandfrei und so zieht sie sich die Decke wieder über den Kopf.

Zum Frühstück soll es heute Crêpes geben. Die Eier schlage ich auf. Um das Verrühren des Teiges entbrennt ein erbitterter Streit zwischen meinen beiden Großen, der damit endet, dass die Pfanne zu lange auf dem Herd stehen bleibt. Es wird bemängelt, dass das fertige Aussehen eher dem eines Pfannkuchens gleicht und zu wenig crêpetypische Merkmale aufweist. Wir diskutieren Unterschiede und Ähnlichkeiten des zu braun und zu dick gewordenen Ergebnisses. Ich schließe mich schlussendlich der Meinung meiner Tochter an: „Mit Nutella schmeckt alles besser. Egal, ob es verbrannt ist."

Foto: Wir waren gestern in einem Steinbruch. Dort haben wir Versteinerungen gesucht und Eidechsen entdeckt. Meine Tochter fragte, wozu ich denn Fotos mit der Kamera machen würde, sie selber würde mit den Augen fotografieren. Und das fand ich so schön, dass ich das nun auch öfter tun möchte.

Meine Haare sind mittlerweile vom Meerschweinchen-Style zum Monchhichi-Look übergegangen, während meine Augenbrauen weiterhin hartnäckig das Wachstum verweigern.

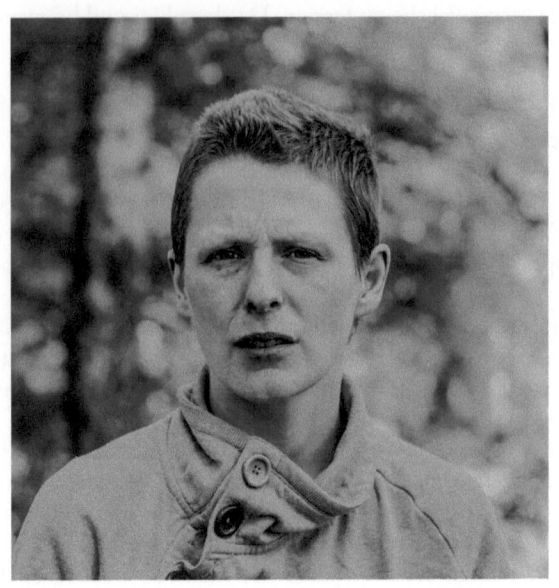

24.09.2018

#dreiErfahrungenspäter
#fünfgeplatzteTräume
#undgutundgerne
#einverlorenerGlaube
#kettcar

Das Sportbad hat eine Wassertemperatur von 26 Grad. Das ist kälter als in üblichen Schwimmbädern und wird eigentlich nur dann ungemütlich, wenn man die Schwimmgeschwindigkeit nicht mehr auf einem konstanten Level halten kann. Vor zehn Jahren kam ich morgens um 06:00 regelmäßig hierher. Jetzt fühlt es sich an wie in einem anderen Leben.

Am Eingang sehe ich das gleiche, mittlerweile verblichene Schild mit dem Hinweis, dass man sich aus moralischen Gründen in den Gängen nur bekleidet aufhalten soll. Same old stories. Ich nehme das Schließfach am Ende des Ganges, welches sich schon immer nur für mich frei zu halten schien.

Nach 20 Minuten haben mich mehrere Personen mit doppelt so hohem Alter überrundet und ich spüre bei jedem Schwimmzug den anstrengender werdenden Wasserwiderstand.

In den Duschen höre ich das Gemurmel einer Gruppe von Kindergartenkindern.

Ich stehe bibbernd im Gang und wäge ab, ob mein brüsteloser Anblick ohne erklärende Zusätze, für die weder Zeit, Raum noch Kontext besteht, den Kindern zuzumuten ist. Nicht weil ich über diese Frage entschieden habe, sondern weil ich so viel Zeit mit dem darüber nachgrübeln verbracht habe, bin ich schließlich alleine in der Dusche. Zumindest bis kurz darauf eine weitere Kindergartengruppe eintrifft.

Die Kinder sind untereinander so vertieft, dass mich niemand wahrzunehmen scheint. Nur ein kleiner Junge bleibt vor mir stehen, sieht mich ungeniert an und guckt mir lange ins Gesicht. Ich mag diese Direktheit und das Unverhohlene irgendwie, denke ich als ich mit nicht geföhnten, aber trotzdem schon trockenen Haaren und in Erwartung eines gewaltigen Muskelkaters das Schwimmbad verlasse.

Ich sehe mich manchmal im Spiegel an und versuche mich darin zu erkennen. Nachdem der Krebs äußerlich und noch viel mehr innerlich verändert hat, prüfe ich jetzt, welche alten Maßstäbe noch passen. Was ist geblieben, was ging verloren, worin kann ich mich noch erkennen und wo muss ich mich neu definieren? Und was mache ich mit den Fragen, auf die ich keine Antworten parat habe?

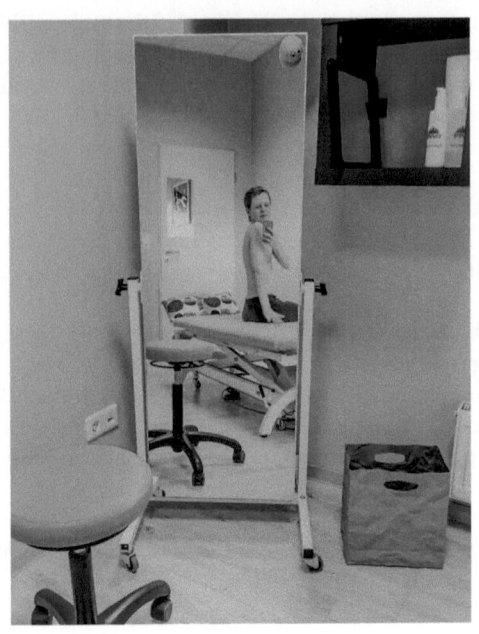

25.09.2018

#dasGuteunddasSchlechte
#undvonBeidemzuviel
#dieTürdiejetztaufgeht
#unddiehinterunszufällt
#kettcar

Um 06:40 schaue ich zum ersten Mal auf die Uhr und er-
schrecke. Normalerweise ist schon mindestens seit einer
Stunde zumindest ein Kind wach und die Räume voller cha-
otischem Leben.
Ich lasse meinen Mann mit der noch ruhenden Kinderver-
antwortung alleine, verlasse hektisch das Haus und betrete

um 06:59 die Physiotherapiepraxis zur Krankengymnastik und Lymphdrainage.

„Die Bauchmuskeln sind immer noch nicht besser geworden, was?", stellt die Physiotherapeutin eher fest als dass sie fragt.

Nope. Kein unerwarteter spontaner Muskelaufbau seit vorgestern.

Im Anschluss fahre ich direkt weiter zu meinem Onkologen, um mich an die meine Krankenkasse mehrere tausend Euro kostenden Antikörperinfusionen stöpseln zu lassen. Beim Anstechen des Portes trifft die Onkologieschwester einen Nerv, was unerwartet weh tut.

Der Arzt macht einige Witze über zwei im Raum befindliche Bienen, die sicher keinen der anwesenden Patienten zu stechen wagen und es ansonsten ziemlich bereuen würden. Platte Chemowitze, die doch immer wieder gut sind.

Bis auf eine allergische Reaktion der Frau neben mir verläuft alles Weitere unspektakulär.

Im Auto singe ich laut zu noch viel lauterer Musik mit und fühle mich zum ersten Mal an diesem Tag in dem Sinne glücklich, dass ich gerade nichts vom Leben will, was es mir nicht geben kann. Autofahren, Herbstsonne und Musik, deren Texte ich schon vor zehn Jahren mitsingen konnte. That's all.

In dem Bewusstsein, dass dieses Gefühl nur einen begrenzten Moment anhalten wird, genieße ich es. Wie wenig es doch manchmal bedarf.

Ich ertappe mich in letzter Zeit immer öfter beim Entwickeln eines Anspruchsdenkens, was meint, das Leben müsste mir doch jetzt etwas schuldig sein. Und stelle dann ernüchtert fest, dass die Welt nicht nach solchen Prinzipien funktioniert. Kein „Hey, du hast so viel gelitten, hier ist deine Belohnung"-Pokal. Das Leben geht einfach weiter, und ich mache das, was ich schon immer versucht habe: das Beste daraus.

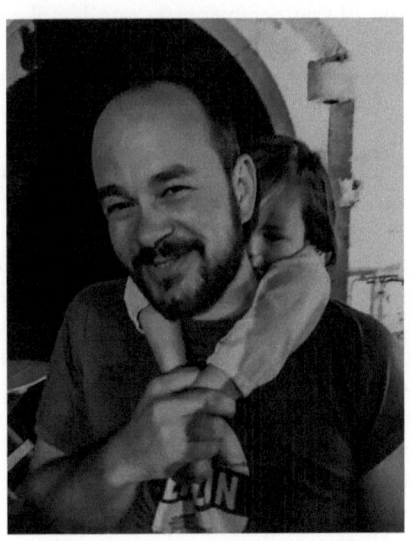

29.09.2018

#ichdenkmirfürdicheinenHimmelaus
#undglaubfürdich
#wennduselbernichtglaubst
#Rosenstolz

Beim Herbstfest begegnen wir jährlich einem älteren, grau-
haarigen Mann. Er verkauft Tee, ätherische Öle und hatte
bisher immer einen alten Hund mit dunklem Fell dabei, der
heute nicht mehr an seiner Seite lag, was vermutlich nichts
Gutes bedeutet.
Der Mann mag uns und schenkt den Kindern jedes Mal eine
Packung Tee, obwohl wir bei ihm noch nie etwas gekauft
haben.
Zum Abschied der Unterhaltung gibt er uns die keineswegs
als Floskel gemeinten Worte „bleibt glücklich!" mit auf den
Weg.

And that's the challenge: glücklich sein mit dem, was einem an objektiver und subjektiv erlebter Belastung auf den Schultern lastet.

Wenn ich meinen Mann anschaue, dann sehe ich seinen erschöpften Blick und Falten, die bis vor kurzem noch nicht da waren. Und ich sehe in seinen Augen mein Zuhause: der Ort, an dem ich weder besonders schön noch klug sein und an dem ich keine besonderen Leistungen erbringen muss, um geliebt zu werden.

Dieser verrückte Mann tut nämlich etwas sehr Bemerkenswertes: Er liebt mich, ohne einen Grund dafür zu benötigen, sondern einfach, weil ich ich bin.

Ich weiß nicht, wie es sich anfühlt, wenn plötzlich eine Wahrscheinlichkeit besteht, die zumindest so groß ist, dass man sie nicht gedankenlos beiseite wischen kann, dass die Frau, die man liebt und mit der man drei Kinder hat, nicht das Erwachsenenalter der eigenen Kinder erleben wird.

So gut man sich auch mit Worten austauschen kann, so denke ich doch, dass es Höllen gibt, aus denen wir anderen nur kleine Einblicke mitzuteilen fähig sind.

Und an ganz gewöhnlichen Tagen, an denen die Bilanz zum Tagesende lediglich lautet, dass zumindest in der
Mehrzahl der Zimmer heute kein Kacka auf dem Teppich lag und mein Mann und ich uns abends mit blanken Nerven und müden Körpern gegenübersitzen, weiß ich, dass Liebe nicht immer schön sein muss, sondern wahrhaftig. Und dass sie nicht nur in Phasen ruhigen Seegangs beflügelt, sondern mir Fundament in Zeiten ist, in denen der Sturm nicht nur die Fensterläden ein wenig klappern lässt, sondern unbarmherzig bis in die Kernsubstanz des Gebäudes vorgedrungen ist und dabei bis ins Mark erschütternde Geräusche durch alle Räume hallen.

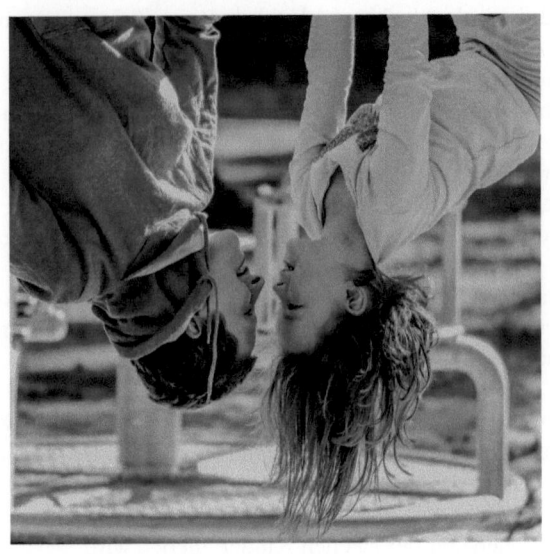

01.10.2018

#whataluckywomanyouare

Die Krebsdiagnose war ein Schock. Und dieses Wort kann dem tatsächlich erlebten Gefühl nicht annähernd gerecht werden.
Es fühlte sich an, als wären Grundgesetze der Welt plötzlich außer Gefecht gesetzt worden.

Es gibt Dinge, die einfach nicht passieren: Gegenstände, die mir aus der Hand kullern, fallen nach unten. Wenn ich zu nahe über dem Topf mit dampfendem Nudelwasser anfasse, verbrühe ich mir die Hand. Und ich habe verdammt noch mal keine lebensbedrohliche Krankheit.

In diesem Moment wurde mein Leben abgeteilt in ein „Davor" und ein „Danach".

Und ich musste Möglichkeiten finden, mich mit dem neuen Leben zu arrangieren.

Ich erinnere mich daran, dass ich es irgendwann vor lauter Weinen einfach nicht geschafft habe, aus der Dusche herauszusteigen. Oder an Nächte, in denen ich an der Verdrängung scheiterte und mit der Realität hilflos überfordert war.

Mit der Zeit fand schleichend eine Art Gewöhnung statt. Neue Reize unterliegen der Habituation und nach einer Weile werden sie in den nun angepassten Normzustand integriert und rufen nicht mehr dieselben Reaktionen hervor wie zu Beginn.

Ich wachte morgens weiterhin mit dem Erstgedanken „Scheiße, du hast wirklich Krebs!" auf, aber es trieb mich seltener in die Gefühlslage ohnmächtiger Verzweiflung.

Der neue Zustand wurde ein Teil von mir, den ich zwar nicht mag, der aber eben dazugehört. Kein „Hey buddy, whats going on?", aber zumindest eine stille Akzeptanz der Krankheit, die mir bei jedem Blick in den Spiegel auf der Schulter sitzt und mich dreist anstarrt.

Heute habe ich normale Dinge getan. Kastanienschalenboote gebastelt. Malagaeis gegessen. Den Haushalt links liegen gelassen (sundaymood). Und der Krebs war immer dabei. Ich bin nicht gut im Ausblenden oder Verdrängen. Aber es ist ein Arrangement.

Ich verfalle nicht permanent in einen „Lebe jetzt und genieße jeden Augenblick"-Modus, weil das für mich nicht funktioniert. Aber indem ich diese Momente nicht herausfordere, passieren sie ganz nebenbei. Und ich habe eine verdammte Rolle auf diesem Klettergerüst gemacht.

Mein Leben ist grundlegend anders als vor dem Krebs. Aber es ist gut.

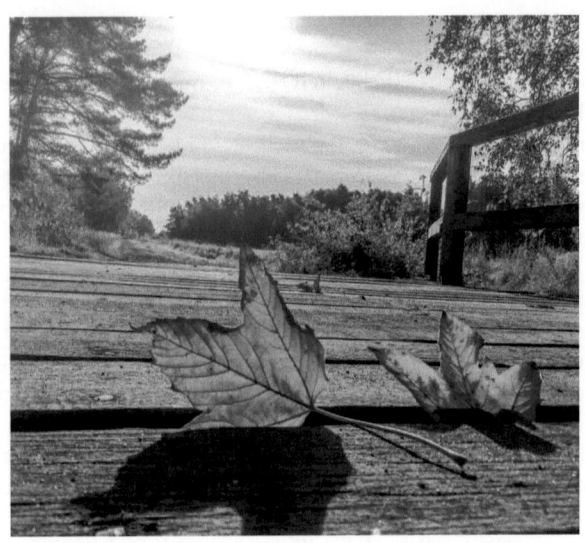

09.10.2018

Ich sitze am Schreibtisch und eine Lebensmittelmotte summt um meinen Kopf herum. Während ich dies bemerke, schiele ich automatisch in Richtung Küche, wo solche Lebewesen sich zwischen angefangenen und nicht ordnungsgemäß verschlossenen Lebensmittelverpackungen sicherlich gerne häuslich einrichten, und ergänze meine To-Do-Liste resigniert um das Stichwort „Frühjahrsputz Küche".

Der 3jährige fragt, ob er noch etwas essen darf. Mit dem Käsebrot in der Hand würde ich ihm gerne erklären, warum es ok ist, dass ich nach dem Abendbrot nochmal esse, er es aber nicht darf. Mir fällt keine Erklärung ein, die plausible Ansätze aufweisen würde und ich verliere mich in Phrasen. Parallel beantworte ich die Nachricht eines Freundes, warum der Austausch mit mir gerade so schwierig sei, mit dem Versuch einer Erklärung, die irgendwie holprig klingt.

Während ich den Tag meist enthusiastisch beginne, flacht diese Tendenz im Tagesverlauf immer steil ab. Mein Hals tut seit der Bestrahlung durchgängig weh, was bei einem Leukozytenwert, der nicht mehr über niedliche 2,0 emporsteigt, laut meiner Ärztin auch nicht verwunderlich wäre und ich fühle mich, als hätte ich seit einigen Nächten kaum geschlafen. Ich schreibe dies und lache dabei, weil ich feststelle, dass die mit Schlafen verbrachten Stunden der letzten Tage tatsächlich an einer Hand abzählbar sind.

Morgens war ich im Wald laufen. Mit Musik, um die Stille zu übertönen, die mir heute zu laut war.
Nach einigen Kilometern erreiche ich diesen Zustand, in dem mein Körper keine Energie mehr für Ängste oder das Erstellen von To-Do-Listen hat, sondern sich ganz darauf konzentieren muss, zu atmen und damit alle vorhandenen Kapazitäten ausgeschöpft sind.

Eine Freundin fragte mich heute, warum ich joggen gehe. Ich sagte ihr, dass sich bei Krebserkrankungen die Überlebenswahrscheinlichkeit durch Ausdauersport signifikant erhöht.
Das stimmt, ist aber nur die halbe Wahrheit: Ich denke nicht beim Laufen. Und diesen Zustand mag ich, weil dies die Momente sind, in denen sich mein Kopf frei und unbeschwert anfühlt. Und davon hätte ich gerne mehr.

.

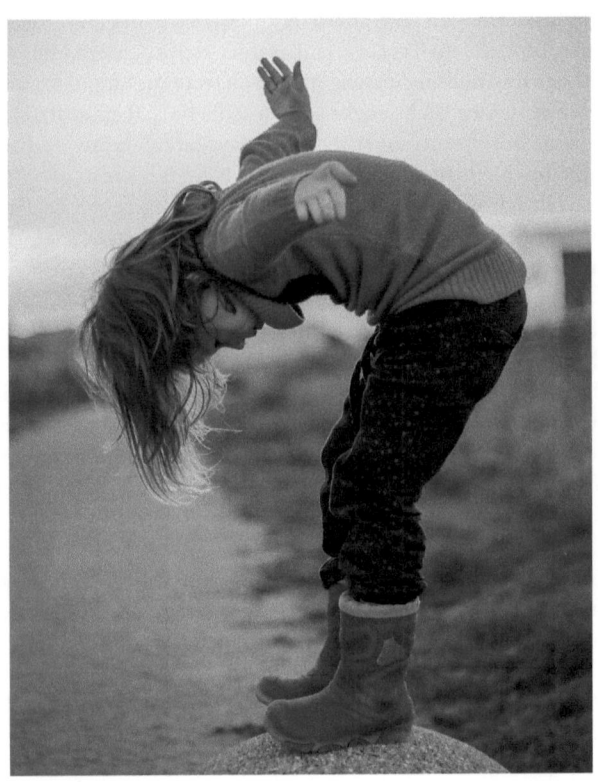

11.10.2018

#anotherdayinparadise

0,69 EUR kostet die Tafel weiße Schokolade. Meine Tochter reicht der Kassiererin aufgeregt einen Euro und nimmt
stolz ihren Kassenbon und das Wechselgeld entgegen, welches gleich wieder in das Sparschwein wandert, was wir beim
Einkaufen mit dabei hatten.
Zuvor haben wir Preise verglichen und wissen jetzt, dass der
Inhalt ihres Sparschweins nicht für einen überteuerten Spiel-

zeugadventskalender reicht und dass Mandarinen viel teurer als Schokolade sind, obwohl sie nur halb so gut schmecken.
„Mama, wieviel kostet das Unkraut, was du da in den Einkaufswagen gelegt hast?"
Ich teile den Kindern den Preis meines Rote-Beete-Salats mit und erinnere mich an ein Gespräch mit einer Bekannten, in welchem diese von den penetranten, aber gut gemeinten Bemühungen eines Taxifahrers berichtete, der ihr Rote Beete als Allheilmittel gegen Krebs anpries. Ich entwickele eine spontane Aversion gegen Rote Beete im Speziellen und unfundierte Aussagen im Allgemeinen.

Das freche blonde Mädchen im Kindergarten fragt mich, ob ich die Mutter oder der Bruder meines Sohnes bin. Ich bin hin- und hergerissen, ob ich die Augen rollen, sie ignorieren oder ihr ein High-Five geben soll, komme dann aber von jedwedem Vorhaben ab, als mein Sohn mir seine selbstgemalten und wirklich zahlreichen Bilder des Tages in die Hand drückt und dazu anmerkt, dass wir sie zuhause zu den anderen legen sollen. Ich nicke und schaudere bei dem Gedanken, dass er irgendwann herausfindet, was „zu den anderen Bildern legen" in der alltäglichen Praxis meist bedeutet.

Zum Abendbrot gibt es Spätzle, die normalerweise jeder mag, heute aber bzw. „seit immer schon, Mama!" niemand essen möchte. Wir fokussieren uns schließlich auf die weiße Schokolade, und als wir noch eine Runde auf dem Feld spielen gehen, bleibt der Rote-Beete-Salat gänzlich unangetastet auf dem Tisch stehen. I am losing my goddamn mind zwischen der x-ten Auseinandersetzung, an derem Ende tatsächlich eines der Kinder vom anderen angepinkelt wird. Ohne Nerven lebt es sich aber auch ganz gut, denke ich, als wir draußen den Ententanz tanzen und den alten Mann im Nachbarhaus ignorieren, dem wir offenbar zu laut dabei sind.

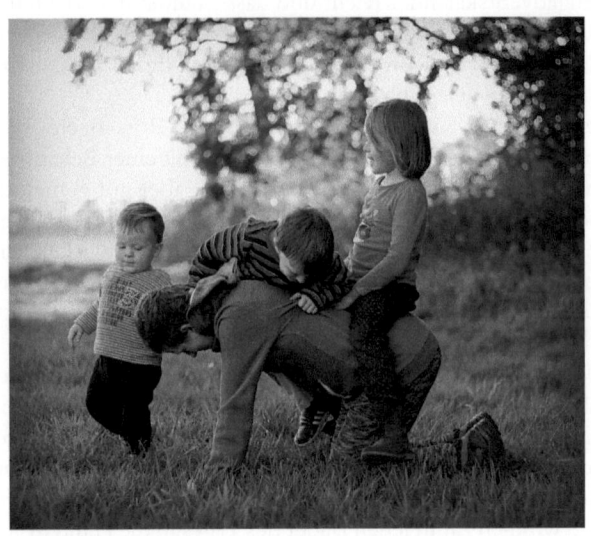

12.10.2018

#hassomeonetakenyourfaith
#itsreal #thepainyoufeel
#thelife #thelove
#youdietoheal
#thehope #thatstarts
#thebrokenhearts
#youtrust #youmust
#foofighters

Es gibt diese Art von Veränderungen, die in der Lage sind das Leben ruckartig umzukrempeln und wo Sekunden nach Realisierung der Tragweite kein Stein mehr auf dem anderen steht. Unbarmherzige und unfaire Geschehnisse, die andere Leute häufig mit „ich könnte das ja nicht" kommentieren und man dabei hilflos dreinschaut und denkt, dass man es doch auch nicht kann, es aber muss, weil das Leben einem keine Wahl lässt.

Und dann gibt es diese Änderungen, die schleichend kommen und sich nach und nach im Alltag etablieren. Wie beispielsweise das Glas Wein, was man sich ausnahmsweise abends gönnt und dies immer öfter tut bis man irgendwann gar keinen besonderen Anlass mehr benötigt, um es zu trinken, weil es unbemerkt und schleichend zur Gewohnheit geworden ist (not me).

Irgendwas scheint sich auch bei mir zu verändern, langsam und unbewusst, und ich kann nicht mal benennen, wann es begann.

Als ich gestern das Line-Up des Hurriane-Festivals nächstes Jahr entdeckte, überlegte ich zu meinem späteren Erstaunen nicht erstmal, ob ich nächsten Sommer vielleicht nicht gesund oder nicht mehr am Leben sein könnte, sondern ich sah mich bei wolkendurchhangendem Himmel, vorsichtshalber schon mit Regencape bekleidet, einem lauwarmen Bier in der Hand und in einer hauptsächlich von der Musik berauschten Menschenmenge stehen und laut und falsch, aber mit viel Euphorie Lieder der Foo Fighters mitsingen während die Sonne langsam hinter der Bühne verschwindet und es mich kaum stört, dass ich seit zwei Tagen nicht geduscht habe.

Als ich mir das Ticket bestellte, dachte ich nicht „na ob das auch was wird", sondern „scheiße, ich freu mich drauf".

Kein plötzlich wiederentdecktes und etabliertes Vertrauen ins Leben, dass mich all die ungünstigen Prognosefaktoren vergessen lässt, aber vielleicht zumindest etwas für den Moment hinreichend Ähnliches.

Foto: all ignore the man with the cam.

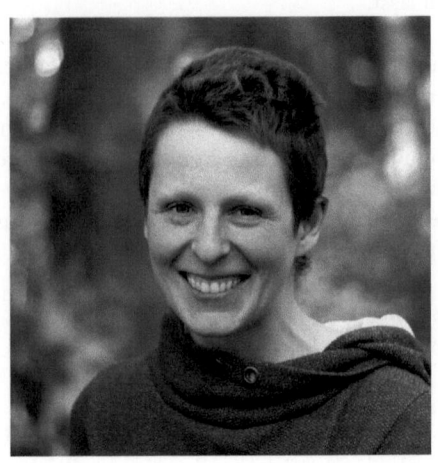

17.10.2018

#undjadubistüberall
#abernichthierbeimir
#alsoeinfacheinmalvielzuteuresBiertrinkentanzenundannichtsanderes-
denken
#AnnenMeyKantereit

Im Frühjahr waren wir in einem kleinen Café, um dort leckere Trauben zu essen und den Kindern beim Trampolinspringen zuzuschauen. Während ich mit meinem Mann auf der alten Holzbank saß, sprach mich die Inhaberin des Cafés an. Es wäre ihr nicht unentdeckt geblieben, dass ich mich gerade in einer schwierigen Situation befinden würde, sagte sie mit Blick auf meine nicht vorhandenen Haare und überreichte mir einen Keksausstecher in Glückskleeform.
Ich war gerührt und stellte die Keksform zuhause in mein Glücksbringerregal, was Anfang diesen Jahres erst entstand und mittlerweile ziemlich vollgestellt ist.
Dort wurde diese Form nun von meiner Tochter entdeckt.

Ich erzählte ihr, dass es sich hierbei um einen Glücksbringer handeln würde. „Bringt der auch wirklich Glück?" fragte sie mich.

„Naja, eigentlich sagt man sowas eher nur so", antwortete ich geistesabwesend, weil ich zwar körperlich anwesend war, aber mit den Gedanken bei 1001 Dingen, nur gerade nicht hier bei ihr.

10 Minuten später, und mich auf die wirklich wichtigen Dinge besinnend, kam mir die Idee, mit meiner Tochter die ersten Weihnachtskekse des Jahres zu backen. Ich schlug ihr vor, dafür die eben hervorgeholte Keksform zu verwenden. Ihre Augen strahlten, als sie damit in die Küche kam und verkündete „Mama, du hattest unrecht. Dein Glücksbringer funktioniert wohl. Ich habe mir nämlich im Geheimen gewünscht, dass wir beide Kekse backen und nun passiert es tatsächlich schon so schnell".

Und ich glaube, ich muss meine offenbar negativ eingestellte Haltung gegenüber Glücksbringern nun revidieren.

Ich hätte das fertige Keksergebnis vielleicht fotografiert. Aber ich bin sehr froh, dass mir beim Backen, Verzieren und anschließendem Aufessen nicht einmal der Gedanke daran kam, das Handy oder die Kamera in die Hand zu nehmen.

and this ist not the end.

5.

Nachwort

Ich habe ein Nachwort geschrieben. Es erfüllte eigentlich alle Voraussetzungen, die ich mir für ein gelungenes Nachwort vorstellen konnte. Es war gut. Aber es war irgendwie nicht ich.

Deswegen habe ich den Text gestrichen, liege gerade schlaflos neben zwei um die Wette schnarchenden Kindern im Bett und tippe auf meinem Handy mit dem viel zu hellen Bildschirm.

Während ich hier schreibe, geht mir die Melodie von „Chim Chim Cher-ee" durch den Kopf. Das Lied wird im Film Mary Poppins gespielt, den wir heute Abend beim Abendessen geschaut haben. Jawohl, wir schauen beim Abendessen Fernsehen und das gehört definitiv zu den Dingen, die ich noch vor einiger Zeit aufgrund pädagogischer Unangemessenheit kategorisch ausgeschlossen hätte.

Mary Poppins habe ich als Kind quasi mitsprechen können. Es war die selbstbespielte Videokassette mit der Nummer 37, die neben Arielle und der Winnetou-Reihe zu meinen Lieblingsfilmen gehörte. Heute habe ich den Film zum ersten Mal seit vielen Jahren wieder angeschaut. Die Kinder finden ihn langweilig. Außer Jacob, der dort einen Hund entdeckte und aufgeregt mit seinen derzeit beliebten Zonk-Lauten auf den Fernseher zeigte.

Meine Kinder verbinden nicht die gleichen Assoziationen mit diesem Film wie ich. Für mich bedeutet Mary Poppins: ein kleiner Bruder, der sich auf meinen Bauch legt, während ich auf dem Wohnzimmerboden liege, eine Flasche Kakao trinke und die Welt ein übersichtlicher kleiner Mikrokosmos ist, innerhalb dessen böse Dinge immer nur bösen Leuten passieren, und am Ende immer die Guten die Prinzessin heiraten dürfen.

Auch wenn mein Weltbild heute anders eingefärbt ist, schafft dieser Film es trotzdem, mir ein Stück Geborgenheit zu vermitteln, auch wenn alle übrigen beteiligten Abendbrot-teilnehmer sich einig waren, dass sie nie wieder diesen Film anschauen möchten.

Meine Kinder werden andere schöne Erinnerungen haben, und ich frage mich, welche das sein werden. Wird es die sinn-fragliche Kinderserie, die wir ihnen manchmal zu gu-cken erlauben sein, an die sie sich in einigen Jahrzehnten mit einem warmen Gefühl zurückerinnern werden?
Welche Kleinigkeiten des Alltags, die mir kaum bewusst sind, werden es sein, die sie ihr Lebtag begleiten werden?

Wusste meine Mutter damals, als sie mir regelmäßig aus einer Banane ein Rennauto gebastelt hat, dass ich mich ewig da-ran erinnern werde und für meine Kinder ebenso regelmä-ßig versuche, dieses wackelige Konstrukt (irgendwie fällt der Fahrer immer raus) zu schnitzen?
War meiner Oma bewusst, dass die Rotwurstbrote, die sie uns für den Spaziergang mit dem Schäferhund geschmiert hat und die wir am Kanal sitzend aßen, mich auch heute noch an das Gefühl zurückdenken lassen, wie es war, im Spätsommer mit dieser alten lieben Frau mit den grauen Lo-cken am Hang zu sitzen und mich rundherum zufrieden zu fühlen?
War meinem Opa klar, dass die Art, wie er seinen Mund ganz weit aufreißt, um den leckeren Milchreis meiner Oma mit dem großen Löffel in den Mund zu befördern, auch heute noch für mich bildlich vorstellbar ist? Und dass das alte, kan-tige Messer, das er schon damals benutzte, noch heute mein Lieblingsmesser ist, mit dem ich schon unzählige Butterbro-te für mich und die Kinder geschmiert habe?
Und weiß mein Vater noch, dass wir zusammen das „Heute die! Morgen du!"-Konzert im Fernsehen gesehen haben und dass mich die Musik von damals immer daran erinnert?

Ich denke, schlussendlich werden wir uns eher an das Gute

erinnern. An das, was uns gedanklich nach Hause kommen lässt, uns mit Stricksocken und einer Tasse Tee in der Hand in Erinnerungen schwelgen lässt, die stark genug sind, um das zu übertönen, was eben nicht gut war.

Ich habe schon fast vergessen, wie sich der Chemokater in meinem Kopf und Körper angefühlt hat. Aber ich werde nie vergessen, wie es sich anfühlte, als ich meine Kinder zum ersten Mal anhob, an ihnen roch und sie sofort in mein Herz schloss.
Ich bin sehr dankbar dafür, dass mein Gehirn offenbar Prioritäten setzt, die sehr wohlwollend gegenüber dem Leben eingestellt sind.

Ich bin nicht perfekt. Nicht die perfekte Mutter, nicht die perfekte Ehefrau, noch nicht mal die perfekte Hausfrau. Und meine Qualitäten als Studentin fange ich gar nicht erst an auszuführen.

Ich bin ungeduldig, verdrehe zu schnell die Augen und ich mag einfach nicht so oft Dino spielen wie mein Sohn es möchte. Ich bastele nicht besonders gerne und auch nicht gut und sage ab und zu meinen Kindern, dass ich gerade arbeiten muss, obwohl ich einfach nur in Ruhe am Handy sitzen möchte.

Es kommt keine große Weisheit am Schluss. Denn ich glaube ich habe sie nicht gefunden. Sie saß zumindest nirgendwo so offensichtlich am Wegesrand herum, dass sie mir ins Blickfeld gehüpft wäre und wenn doch, dann hätte sie vielleicht durch Blinklicht oder ähnliche Warnsignale auf sich aufmerksam machen sollen.

Ich bin immer noch ich. Nicht besser. Nicht schlechter. Vielleicht ein bisschen angeschossen und ein klein wenig weiser in dem Sinne, dass ich versuche, meine Energien auf das

Wesentliche zu beschränken.

Ich könnte mich natürlich über die Nachbarn aufregen (und mache das auch manchmal), aber meistens gähne ich innerlich vor mich hin in Anbetracht von Problemen, die strenggenommen gar keine sind, und widme mich gedanklich eher Themen, die positive Aufmerksamkeit von mir abverlangen.

Beim Fotografieren hoffe ich immer, irgendwann einmal das ultimativ perfekte Foto geschossen zu haben. Das habe ich bisher nie und werde ich wohl auch nie. Genauso wenig destilliert die Krebserkrankung eine Lebensweisheit aus meinem Erfahrungsschatz heraus, die einem allgemein gültigem Anspruch gerecht werden könnte. Eben, weil es sie nicht gibt. Die ultimative Wahrheit ebenso wenig wie die alles mit einschließende Weisheit.

Meine Freundin Mimi brachte es eigentlich zu Beginn meiner Krebsdiagnose in simplen Worten und ohne viel Schnickschnack auf den Punkt: Uns bleibt nur zu leben und zu hoffen. Und das in jedem Fall.

6.

Widmung

Diese Dokumentation ist vor allem für meine Kinder. Ich sage ihnen oft, dass ich sie „bis zur Unendlichkeit und zurück" liebe. Das ist ernstgemeint. Und es ist noch untertrieben. Ich möchte meine Kinder begleiten während sie aufwachsen und ich weiß nicht, ob ich das darf. Meine Aufzeichnungen sind somit zugleich der Versuch, Spuren zu hinterlassen. Keine Mahnmale, keine Denkmäler, keine erhobenen Zeigefinger und keine Wegweiser.

Ich möchte ihnen sagen „Seid nicht wie ich (bloß nicht!), sondern: seid wie ihr seid."

Und ich möchte meinen Kindern die tiefe Überzeugung vermitteln, dass sie geliebt werden und dass sie liebenswert sind. Ich möchte sie ermutigen, für ihren eigenen Weg einzustehen, Fehler zu machen und das Wagnis einzugehen, sich für das Leben zu entscheiden, was ihnen am meisten Glück verspricht. Wege zu gehen, die vielleicht nicht den gesellschaftlich anerkannten Konventionen entsprechen, sich aber als individuelle Wege im Inneren richtig anfühlen.

Und das möchte ich notfalls über meinen Tod hinaus.

Mein Mann war und ist Herz, Anker und Heimathafen. Blitzableiter und Wutabfänger.

The only person in the world, who loves me uncondentionaly.

Wenn ich mit vom Weinen blutunterlaufenen Augen vor ihm stand und ihm Vorwürfe machte, die noch nicht mal im Grundsatz berechtigt waren, dann wusste ich, dass er mich selbst in solchen Momenten trotzdem schön findet. Von außen wie von innen. Ob mit Haaren/Brüsten oder ohne war dabei so nebensächlich, dass es tatsächlich nie zur Debatte stand.

Meine Mimi. Die immer mit mir geredet hat über all die Themen, die so gewaltig sind, dass viele darüber nur schweigen. Wir haben stattdessen darüber geweint, geflucht (viel) und gelacht (noch mehr). Und möchten das so lange machen bis wir alt und runzelig sind und gemeinsam über das Erziehungsverhalten unserer Kinder gegenüber unseren Enkelkindern lästern können.

All die Leute, die auf so unterschiedliche Weise teilgenommen, geholfen, gefragt, gehofft und geredet haben.
Meine Schwägerin Julia, die plötzlich nicht mehr nur Schwägerin, sondern auch Freundin ist.
Judith, die ich über Facebook kennenlernte, ihren Namen mit „You did" im Handy speicherte und tatsächlich eine Weile brauchte, um ihren richtigen Namen darin zu entdecken.
Jaqueline, die Studienfreundin, die so selbstbestimmt auftritt, dass ich, als ich sie das erste Mal sah, eingeschüchtert war. Deren Herz aber noch gewaltiger ist, als ihr Auftreten.
Ohne eure unterschiedlichen Sichtweisen und den wertvollen Austausch mit euch wäre ich so viel ärmer.

Und Susanne. Nicht „last but not least", denn das klänge nach „unter ferner liefen" und das würde nicht annähernd der Rolle gerecht werden, die Susanne eingenommen hat.
Sie hat sich angehört wie ich das Leben und mich in Frage gestellt habe. Wie ich Gerechtigkeit suchte und eingefordert habe in einer Welt, die eben solche nie versprochen hat.
Ich habe Blödsinn geredet, sie hat mir gesagt, dass ich Blödsinn rede und hat sich den Blödsinn dann weiter angehört und tut es hoffentlich noch unser beider Leben lang.

DANKE
für all die Menschen, die ich im Herzen tragen darf und die es wagen, mich in ihr Herz mit aufzunehmen.

7.
Anhang

Kindergeschichte
Ein Sommer mit Balu

Eine Geschichte vom Lieben und Loslassen

von Mama
für Marie, Max und Jacob, aufgeschrieben im Frühjahr 2018 🖤

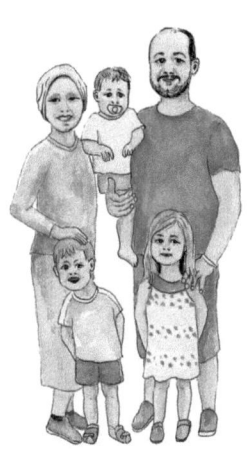

Bilder: © Kirsten Schmidt/Instagram: @kissy_cross

Die Falkenfamilie hatte einen wunderschönen, gemütlichen Schrebergarten. Er sah beinahe aus wie ein verwunschener Zaubergarten, so grün und zugewachsen war es dort im Sommer.

Es gab auch Himbeersträucher und einen alten Kirschbaum. Die Kirschen daran waren allerdings sehr sauer, und Jacob verzog immer ganz lustig das Gesicht, wenn er davon probierte.

Marie hatte sogar ein eigenes Beet in diesem Garten. Es war mit Steinchen umrandet und bildete die Form eines Herzens. Jedes Jahr versuchte sie, dort Sonnenblumen zu pflanzen. Das klappte aber meistens nicht so gut, weil das Beet im Schatten eines alten großen Apfelbaumes stand und nicht allzu viel Sonne auf das Beet schien.

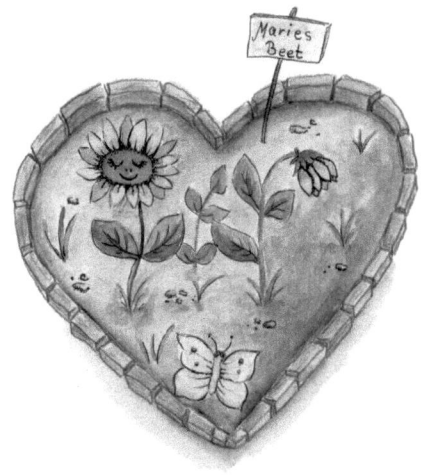

Wenn Papa sich im Sommer an den Grill stellte, roch es im ganzen Garten nach leckerem Essen. Die Falkenfamilie setze sich dann zusammen an den Tisch, und auch Jacob war schon so groß, dass er Bratwurst essen durfte.

Es war ein sehr schöner Grillplatz, denn wenn man aufstand, musste man nur ein paar Meter gehen und war schon im

Sandkasten oder bei dem großen Trampolin.

An einem Sommerabend, als Marie und Max gerade Seifen-
blasen gemacht hatten und sich nun auf dem Gras sitzend
ausruhten, lernten sie auch einen kleinen gelben Schmetterling kennen. Sie gaben ihm den Namen „Balu".

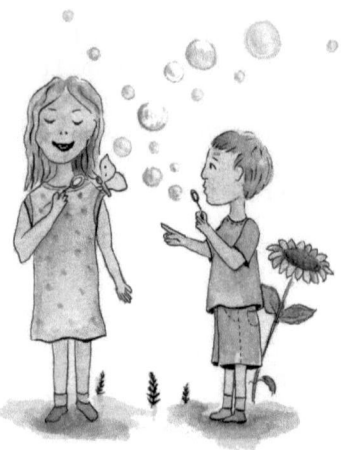

Balu saß einmal auf Maries Schulter, und Marie wollte ihn
dann streicheln. Aber Mama erklärte, dass man Schmetter-
linge nicht streicheln darf, weil ihnen das wehtun könnte.

Immer wenn die Falkenfamilie in diesem Sommer im Garten war, sahen sie Balu. Sie hatten sogar fast das Gefühl,
dass Balu sie beobachtete und gerne mit ihnen gespielt hätte. Aber es ist schwierig für einen Schmetterling mit einem
Menschen zu spielen. Deshalb flog Balu ihnen nur hinterher
und begleitete sie, wenn sie zum Beispiel mit dem Laufrad
und dem Fahrrad die Straße vor dem Garten entlangfuhren.

Manchmal sahen Marie und Max wie Balu auf einer blauen
Blume saß. Und einmal, da saß er auf einer Erdbeere und

er sah aus, als würde er daran riechen und am liebsten rein-
beißen wollen.

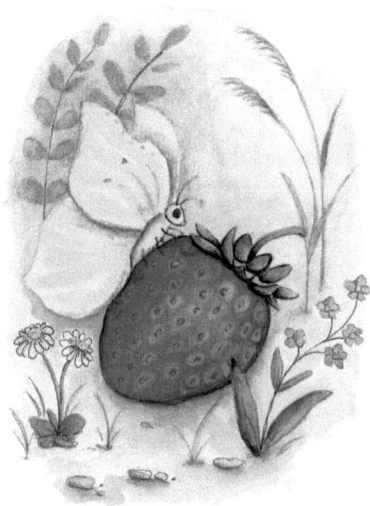

An einem schönen Sommertag, mitten im Juli, bemalten Max
und Marie den schmalen Gehweg gerade mit bunter Kreide.
Marie malte ein rosa Schloss, in welchem all ihre Kuscheltiere wohnen sollten. Das Schloss musste ganz schön groß
sein, denn Marie hatte sehr viele Kuscheltiere.
Und Max malte ein paar Kartoffeln. Er malte ganz oft Kartoffeln. Aber das glaubten nur die Erwachsenen. Tatsächlich
waren das Wolken oder Teiche oder Dinosaurier, die sich
noch in einem Ei befanden und noch schlüpfen mussten.

Max stand gerade auf, um sich eine andere Kreidefarbe zu
holen, als er Balu neben einem kleinen Stein am Wegesrand
entdeckte.
„Guck mal, Marie" rief er verwundert, und gemeinsam knie-
ten sie sich vor Balu hin und schauten ihn mit großen Augen
an.
„Balu bewegt sich ja gar nicht", wunderte sich Marie. Und

Mama kam hinzu, besah den kleinen gelben Schmetterling und stellte betroffen fest „Nein, der Schmetterling bewegt sich nicht mehr. Er lebt nicht mehr. Er ist gestorben".

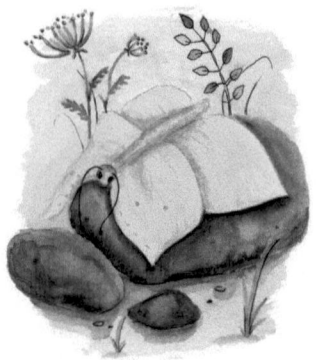

Die Falkenkinder waren ganz erschrocken.
„Warum ist das denn passiert, Mama?" Marie war traurig und es kullerten Tränen ihre Wange hinunter.
Es ist sehr schwierig zu verstehen, dass Balu nun nie wieder auf dieser Erde leben wird. Das ist für Kinder schwer zu verstehen und das ist selbst für Erwachsene schwer zu verstehen.

Marie und Max weinten ganz viele Tränen. Es ist gut zu weinen, wenn man traurig ist. Manchmal passiert es, dass Menschen zwar traurig sind, aber nicht weinen können. Dann kann es passieren, dass sich die Tränen im Bauch zu einem Klumpen ansammeln und das ist kein schönes Gefühl. Deswegen ist es meistens besser, wenn man alle Tränen weint, die geweint werden wollen.

Die Beiden weinten also so viel bis ihre Tränen erstmal alle waren. Das war gut, weil jetzt war auch wieder ein wenig Platz für etwas anderes als Traurigkeit.
Marie war zwar immer noch sehr traurig, aber sie war auch

ein klein wenig neugierig, was genau mit Balu passiert war.

Mama erklärte, dass Balu vermutlich schon alt gewesen sei. Und wenn man ganz ganz alt ist, stirbt man irgendwann. Da ist es egal, ob es ein Schmetterling, ein Mensch oder eine Blume ist. Alles, was lebt, muss irgendwann sterben.
Selten passiert es auch, dass jemand sterben muss, obwohl er noch gar nicht alt war. Zum Beispiel wenn jemand ganz dolle krank ist oder einen ganz schlimmen Unfall hat.
Marie und Max fanden, dass das ziemlich traurig war. Und das war es auch.

„Wo ist Balu denn jetzt?", fragte Max.
Mama überlegte „Das ist schwierig zu beantworten. Niemand weiß genau, was nach dem Tod passiert. Manche Leute glauben, dass man nach dem Tod dem lieben Gott begegnet. Und manche Leute wissen auch nicht genau, was sie glauben sollen und suchen noch nach einer Antwort auf die Frage."

„Ich wünschte, ich hätte Balu nie kennengelernt", schluchzte Marie „Dann wäre ich jetzt nicht so traurig".
Mama reichte ihr ein Taschentuch und Marie schnäuzte ihre Nase.
„Ich kann verstehen, dass du traurig bist."
Mehr sagte Mama erstmal nicht und hielt Maries Hand ganz fest. Weil jeder Mensch auch mal traurig sein darf.

„Was machen wir denn jetzt mit Balu?", wollte Max wissen.
Mama schlug vor, ihm eine schöne Ecke am Rand eines Beetes zu suchen und ihn dort zu begraben.
Marie bekam große Augen „Aber wenn er dann aufwacht und ganz alleine ist und nicht weiß, was passiert ist?"

Mama erklärte, dass das nicht passieren würde.
Wenn das Herz von einem Menschen oder einem Tier aufgehört hat zu schlagen und dieses Lebewesen gestorben ist,

dann hat die Seele den Körper verlassen und ist woanders. Bei Gott zum Beispiel. Oder irgendwo anders im Universum. Der Körper ist dann nur noch eine leere Hülle und die Seele hat den Körper verlassen.

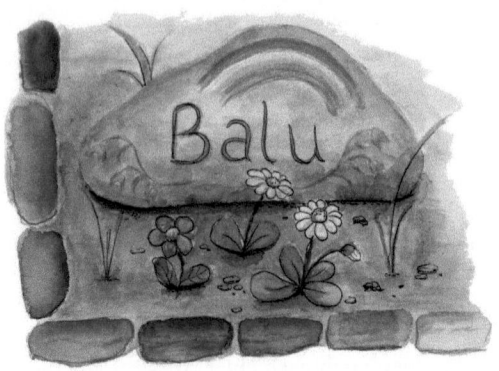

Die Seele ist das, was den Menschen ausmacht. Alles, was ein Mensch denkt, was er erlebt hat und alle Gefühle, die ein Mensch hat, gehören zu seiner Seele. Die Seele kann nie sterben.
Wir Menschen wissen aber auch nicht genau, wohin die Seele gehen wird, wenn der Körper gestorben ist.
Für die meisten Menschen (auch für die Erwachsenen) ist das sehr schwer zu verstehen.

„Ist Balu denn jetzt beim lieben Gott?", wollte Marie wissen.
„Das weiß ich auch nicht genau", sagte Mama. „Aber viele Menschen glauben, dass die Seele nach dem Tod zum lieben Gott geht".

Es gibt eine Menge schöner Kirchen, in denen sich Menschen versammeln, um gemeinsam Lieder zu singen und zu beten. Das gibt vielen Menschen Kraft.
Zu Weihnachten sind Kirchen besonders schön. Das wissen

auch Marie und Max, denn an Weihnachten war die Falkenfamilie schon einige Male in der Kinderkirche und es war
dort sehr lustig gewesen.

Zu jeder Kirche gehört auch ein Pastor. Der gibt vor, welche
Lieder während des Gottesdienstes gesungen werden und er
betet mit den anderen Menschen zusammen.

Mit dem Pastor kann man auch sprechen, wenn man Fragen
über Gott hat. Er beantwortet die Fragen dann so gut er
kann.

Aber man muss ihm nur das glauben, was sich für einen selber gut und richtig anfühlt, weil alles weiß ein Pastor nämlich
auch nicht.

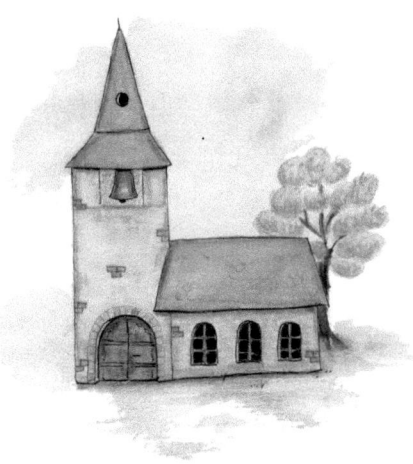

Jeder Mensch glaubt an etwas anderes.

Manche Menschen glauben zum Beispiel, dass sie nach ihrem Tod noch als Schutzengel die Menschen auf der Welt
begleiten können.

Und manche Menschen glauben, dass nach dem Tod einfach

gar nichts ist, weil diese Menschen vielleicht noch nicht genug Phantasie haben, um sich etwas vorzustellen. Aber auch das ist in Ordnung. Jeder darf an das glauben, woran er glauben möchte. Und man darf sich auch umentscheiden, wenn man plötzlich an etwas anderes glauben möchte.

„Ich glaube daran, dass all das, was ihr mit Balu erlebt habt, erhalten bleibt", sagte Mama.

Sie meinte damit, dass alle Momente, in denen Max und Marie mit Balu gespielt und sich mit ihm gefreut hatten, in ihren Herzen gespeichert sind und dort für alle Zeiten erhalten bleiben.

Und Balu, so glaubte Mama, wird nun an einem Ort sein, an dem er sich noch an die drei Geschwister der Falkenfamilie erinnern kann.

Daran, wie Jacob ihn einmal versuchte aufzuessen. Das war natürlich nicht böse gemeint von Jacob. Jacob war noch ein Baby und wusste es einfach nicht besser. Und der Schmetterling war ihm auch nicht böse deswegen.

Und Balu konnte sich sicher daran erinnern, wie er Marie und Max beim Burgenbauen im Sandkasten beobachtet und wie er sich darüber gefreut hat, als er an der Erdbeere roch. Balu wird nun irgendwo sein, wo er sich an all dies erinnern kann. Und er wird die Falkenkinder auch von dort, wo er jetzt ist, weiterhin ganz doll liebhaben können. Da war Mama sich ganz sicher. Aber wo genau dieser Ort ist, das wusste Mama nicht.

Das ist ganz schön viel gewesen für die Kinder der Falkenfamilie. Marie sprang noch etwas auf dem Trampolin herum, aber Mama sah in ihrem Blick, dass sie jetzt ganz schön viel nachdenken musste. Marie dachte immer ganz schön viel nach. Und das war auch gut so, weil so war Marie einfach. Und Marie ist gut so wie sie ist. Manchmal allerdings bekam sie vom vielen Nachdenken Kopfschmerzen. Das war dann nicht so schön für Marie.

Max piekste derweil mit seinem Stock Löcher in die Erde und sah auch ein wenig traurig dabei aus. Er wusste aber wohl nicht so genau, was er nun machen sollte. Eigentlich wollte er am liebsten jetzt weiterspielen. Und das war in Ordnung so, denn man kann auch gleichzeitig traurig sein und etwas Schönes machen.

Jacob war noch zu klein, um zu verstehen, dass Balu gestern noch da war, aber heute nicht mehr. Und dass er auch morgen nicht mehr im Garten herumflattern wird und dass er ihn nie wieder sehen wird.

Plötzlich fing es an zu regnen. Mama und Papa sprangen von ihren Sitzen auf und brachten schnell die Grillsachen in Sicherheit, damit diese nicht nass werden konnten.

Jacob freute sich und versuchte, die Regentropfen zu fangen. Marie krabbelte schnell aus dem Trampolin heraus und nahm Max bei der Hand. „Max komm, wir stellen uns unter den Apfelbaum, da kommt der Regen noch nicht hin".

Und so standen die Falkenkinder unter dem Apfelbaum. Der Himmel hatte sich ganz zugezogen und es regnete in Strömen. Die Wolken sahen ganz dunkelblau aus und der Regen tropfte auf die Sandburg, die Marie und Max im Sandkasten gebaut hatten.

An einer Stelle im Himmel zog sich plötzlich die Wolkendecke auseinander, und die Sonne blitzte zwischen den Wolken hervor. Einen kurzen Moment später sah man am Himmel einen wunderschönen Regenbogen.

„Na sowas", schmunzelte Mama und musste lächeln. „Das ist bestimmt Balu, der euch einen Gruß zusendet."

„Stimmt das auch wirklich?", fragte Marie.

„Ich weiß es nicht", sagte Mama. Die Wissenschaftler in der heutigen Zeit haben noch nicht alles erforschen können, was zwischen Himmel und Erde stattfindet. Aber Mama fand die

Idee schön, dass Balu von dort, wo er ist, Grüße an die Falkenkinder senden konnte. Und man darf ja schließlich an das glauben, woran man glauben möchte.

„Dann…", verkündete Marie „…werde ich immer an Balu denken, wenn ich einen Regenbogen am Himmel sehe und uns Balu wieder einen Gruß sendet."

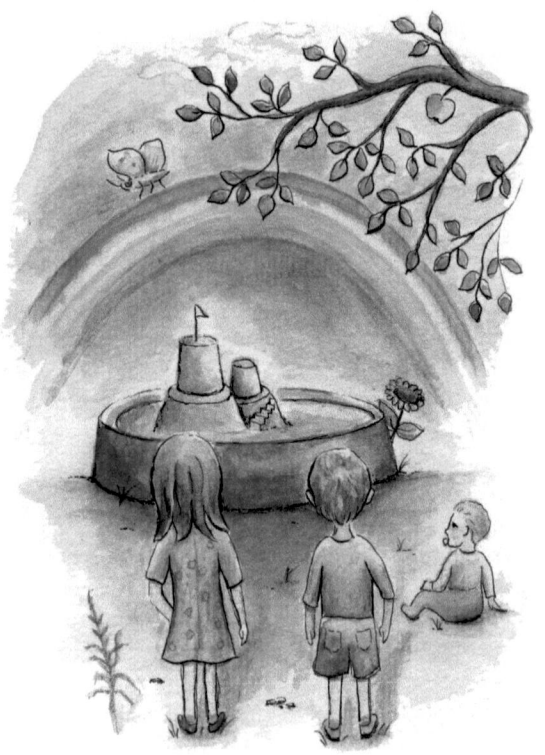

Und so machten die Falkenkinder das. Immer, wenn sie einen Regenbogen am Himmel sahen, dachten sie an den kleinen gelben Schmetterling, den sie in diesem Sommer so in ihr Herz geschlossen hatten.

Sie waren zwar noch oft traurig, dass Balu nicht mehr da war. Aber sie waren auch sehr glücklich darüber, dass sie diesen lustigen kleinen Schmetterling kennenlernen durften.

Denn sie waren sich sicher, dass die Freundschaft, die zwischen Balu und den Falkenkindern bestanden hatte, in ihren Herzen weiterleben konnte. Denn das, was man im Herzen besitzt, kann niemals sterben.

8.
Anhang

Kindergeschichte

Ein Nachmittag im Park

Eine Geschichte vom Glück und Orten, wo es sich versteckt haben könnte

von Mama
für Marie, Max und Jacob, aufgeschrieben im Frühjahr 2018 ❤

Max war ein kleiner, blonder Junge mit einer dünnen Narbe auf der Stirn und blauen Augen. „Wir haben die gleichen Augen", sagte er oft zu seiner Mama Mandy.

Marie und Jacob haben die gleiche Haarfarbe wie Max. Im Sommer werden die Haare der drei Geschwister durch die Sonnenstrahlen heller. Im Winter, wenn die Sonne nicht so viel scheint, werden die Haare hingegen dunkler.

Papa Alex aber hatte die dunkelsten Haare von allen. Und manche davon waren sogar schon grau.

„Weil ihr mich oft an den Rand des Wahnsinns treibt", pflegte Papa dazu zu sagen. Er meinte dies halb im Scherz und halb im Ernst.

Manchmal war Papa ein wenig erschöpft. Dann sagte er immer „Ich bin ganz k.o.".

Und Max warf dann jedes Mal ein: „Nein, du heißt gar nicht Ka-oh. Du heißt Papa Alex", und damit hatte Max recht.

Papa war sehr stark. Das fand auch Marie.

Er konnte zum Beispiel auf einem Arm Jacob die Treppe hinauftragen und auf dem anderen Arm die Einkäufe. Er konnte sogar ihr Bett hochheben. Oder Mama.

Aber auch Papas müssen manchmal Kräfte auftanken. Papa trank dann zum Beispiel immer ganz viel Kaffee.

In der Falkenfamilie ging es immer turbulent zu. Das war gut, denn so wurde nie jemandem langweilig. Aber manchmal war es auch ganz schön laut.

Das merkte man zum Beispiel daran, wenn die Nachbarn sich beschwerten. Oder wenn Mama sagte „Bitte seid etwas leiser, ich habe Kopfschmerzen".

Mama Mandy hatte in letzter Zeit öfter Kopfschmerzen, denn sie war krank.

Sie hatte auch keine Haare mehr. Das machte ihr aber nicht viel aus, obwohl ihre Haare sehr schön gewesen waren.

„Irgendwann wachsen die wieder", sagte Mama. „Und vielleicht", aber das hoffte Mama nur im Geheimen „wachsen sie dann sogar als Locken nach".

Manchmal wand Max ein „Aber alle Frauen haben doch lange Haare".

Das war ein guter Einstieg für Mama.

Seitdem Mama Mandy krank geworden war, bildete sie sich nämlich ein, weiser geworden zu sein. Aber ob das stimmte, wusste sie auch nicht. Zumindest hatte sie keine weißen Haare, die darauf hindeuten könnten. Genau genommen hatte sie nämlich kein einziges Haar mehr auf dem Kopf.

„Meistens haben Frauen längere Haare und Männer kürzere. Aber das muss nicht so sein. Das kann jeder so machen, wie er möchte. Genauso wie mit den Farben. Auch Jungs können Rosa mögen und Mädchen Blau. Jeder darf das so machen, wie er möchte" sagte Mama und kam sich dabei sehr schlau vor. Dabei war das eigentlich gar nichts Neues, denn Marie und Max wussten das bereits.

Mama war tatsächlich oft schlau. Sie konnte zum Beispiel erklären, dass nachts keine Geister ins Kinderzimmer fliegen können, um die Kuscheltiere von Kindern zu klauen. Und das wusste Mama ganz genau.

Wenn Marie oder Max aber Fragen hatten wie „Woher kommt das Wetter, Mama?", dann war Mama froh, dass sie Papa an ihrer Seite hatte. Der wusste auf die meisten Fragen eine Antwort. Aber auch nicht auf alle. Warum Mama so krank geworden ist, wusste er zum Beispiel auch nicht. Darauf wusste nämlich niemand eine Antwort.

Und weil Mama krank war, fielen ihr nicht nur die Haare aus. Sie war auch oft müde oder hatte Bauchschmerzen. Sie konnte zwar noch Fangen oder Verstecken spielen, aber nicht mehr so schnell und so oft, wie zuvor.

Und Huckepack konnte man mit ihr nun auch nicht mehr spielen. Das fanden Marie und Max doof, und damit hatten sie recht. Mama fand das auch doof.

Meistens verträgt sich die ganze Falkenfamilie gut. Marie und Max streiten aber auch oft, weil das alle Geschwister so machen. Nur Jacob noch nicht. Der muss erst noch ein bisschen größer werden, damit er sich mitstreiten kann. Und man könnte annehmen, dass er sich insgeheim darauf schon sehr freut.

Mama und Papa vertragen sich meistens gut. Sie nehmen sich oft in den Arm, und in den allermeisten Fällen geht das auch für zwei Sekunden gut, ehe dann eines der Kinder sich zwischen sie schiebt und mitkuschelt.
Seitdem Mama krank geworden ist, streiten sie und Papa sich aber auch manchmal. Eigentlich wollen sie das nicht, weil sie sich ganz doll lieb haben. Aber manchmal kann es vorkommen, dass selbst Mama und Papa nicht richtig wissen, wie man nun damit umgehen soll, dass Mama diese Krebs-Krankheit bekommen hat.

Ganz oft ist es aber auch nicht wichtig, dass Mama krank ist, weil die Falkenfamilie so viele aufregende Dinge miteinander erlebt, so dass man gar nicht so viel Zeit hat, um über doofe Sachen nachzudenken.

Es gab da zum Beispiel einen ganz gewöhnlichen Dienstagnachmittag. Da machte die Falkenfamilie einen ganz gewöhnlichen Spaziergang zu einem ganz gewöhnlichen Park, in welchem sie schon viele Male waren.

„Ich will hier Schnecken sammeln", verkündete Max.
„Mach doch, du blöder Kacka-Max", war eine ganz gewöhnliche Antwort hierauf von seiner Schwester Marie.
So kam es, dass nach zwei weiteren Minuten Max eine Kratzspur unter dem Auge und Marie eine Bissspur im Arm hatte.
Jacob guckte sich das Gezanke derweil von Papa's Arm aus an. Zum Mitmachen war er noch zu klein, und er sah aus, als würde er dies bedauern.

„Wie wäre es denn", schlug Mama vor, „wenn wir das Glück suchen würden?"

„Glück kann man doch gar nicht suchen", meinte Marie. Und Max sagte gar nichts, sondern bohrte einfach nur in der Nase.

„Ich versuche mal, ob ich es erklären kann", setzte Mama an. „Glück kann man tatsächlich nicht einfach so finden. Jedenfalls nicht so wie man Schnecken finden kann. Oder Ostereier. Glück ist ein Gefühl."

„Ah, so wie Angst", fiel Marie ein. „Ich habe oft Angst. Und manchmal bin ich dann richtig mutig und traue mich trotzdem."
Mama nickte anerkennend.

„Mut ist nicht die Abwesenheit von Angst. Mut ist die Entscheidung, dass etwas anderes wichtiger ist, als die Angst" sagte Mama.
Nun guckten Marie und Max sie komisch an. Das was Mama gesagt hatte, war richtig. Aber es war auch so schwierig, dass selbst Mama erst recht alt werden musste, um es zu begreifen.

Gerade als alle noch am Nachdenken waren, war es Jacob, der die Aufmerksamkeit erregte.
Papa hatte ihn auf den Boden gesetzt, damit er im Park etwas umherkrabbeln konnte. Nun machte sein Mund Kaubewegungen und knirschte dabei ganz merkwürdig.
„Jacob hat was im Mund", rief Marie, so wie sie es immer tat, wenn Jacob etwas im Mund hatte, was eigentlich nicht dorthin gehört.

Papa war als erster bei Jacob. Er machte seinen Mund auf, und zum Vorschein kam ein gelb-schwarzes Schneckenhaus. Es sah schon ein wenig zerkaut aus.

Jacob schien es nichts auszumachen, dass Papa es ihm weg-nahm. Wahrscheinlich schmeckte es nicht besonders gut.

„Das hat Jacob Spaß gemacht", lachte Max.
„Dann war Jacob wohl glücklich", stellte Marie dazu fest.
Eigentlich hatte Mama sich das anders vorgestellt, aber sie musste ihren Kindern zustimmen: Als Jacob das Schnecken-haus entdeckte und in den Mund steckte, war er glücklich.
Man muss sich dazu vorstellen, dass Jacob noch ein kleines Baby war und er noch nie zuvor in seinem Leben jemals ein Schneckenhaus gesehen oder in den Mund genommen hatte.

Nun war Jacob aber wieder bei Papa auf dem Arm, damit er sich nicht noch mehr Sachen in den Mund stecken konnte.
Jetzt sah er nicht mehr ganz so glücklich aus.

„Glück ist nicht immer da", fing Mama wieder an und hob dabei wieder ihren Zeigefinger. „Es gibt ganz viele Gefühle und jedes einzelne Gefühl hat seine Berechtigung."
Das mochte zwar stimmen, aber war auch irgendwie ein we-nig langweilig, fanden Marie und Max.
Sie wollten lieber mit Stöcken Figuren in den Sand malen.

Es wurde ein schöner Nachmittag an diesem gewöhnlichen Tag in diesem gewöhnlichen Park.
Der Himmel war voller Wolken, die aussahen wie Baby-Eu-len oder kleine Seerobben, und Papa schimpfte manchmal, wenn Marie und Max mit ihren Stöcken zu nah vor Jacob's Gesicht herumwedelten.
Einmal fiel Max auch hin. Und einmal blieb Marie an einem Rosenstrauch hängen und weinte, weil weder Mama noch Papa ein Pflaster dabei hatten.
Papa hatte auch Kopfschmerzen. Aber das vergaß er, als Mama sich ganz dicht an ihn herankuschelte oder als Jacob lustige Grimassen schnitt.

Marie und Max haben sich noch oft gestritten an diesem Nachmittag. Aber sie haben sich jedes Mal wieder vertragen. Einmal hat Marie Max sogar hochgehoben und ihn ein ganzes Stück getragen. Und Max hat auch probiert Marie hochzuheben und fast hätte er es geschafft.
Beim Weitspringen hat Max dafür gewonnen, auch wenn er dabei ein klein wenig geschummelt hatte.

Und dann hatte Mama so getan, als wäre sie ein gruseliges Monster, welches Max und Marie zum Abendbrot fressen möchte. Natürlich wussten die Beiden, dass Mama nur so tat. Aber lustig war es trotzdem.

Max hatte vom vielen Laufen ganz rote Bäckchen. Und Marie kam völlig aus der Puste angerannt und rief „Mama, mein Herz schlägt jetzt auf einmal ganz dolle".
Und dann guckte auch Papa ganz fröhlich.

Als es langsam dunkler wurde, und der Himmel begann sich orange-rosa zu verfärben, machte sich die Falkenfamilie auf den Nachhauseweg.
Die Frage nach dem Glück hatte sie ganz vergessen gehabt.
„Was macht denn nun eigentlich glücklich, Mama?", wollte Marie dann aber doch wissen.

Mama überlegte. „Glücklich macht zum Beispiel, wenn man so mit dem Spielen beschäftigt ist, dass man vergisst, über diese Frage nachzudenken.
Aber ansonsten ist es so wie mit den Haaren oder den Farben: Jeder Mensch darf selber gucken, was ihn glücklich macht und bei jedem Menschen ist es was anderes."
Das fand Marie gut und erklärte: „Ich bin glücklich, wenn wir eine Übernachtungsparty feiern. Oder wenn ich schaukele. Oder wenn ich mir Lieder anhöre, die mir gefallen."

„Ich…", Max hob seinen Finger „…bin glücklich, wenn wir

Verkaufen spielen. Oder Dino. Ich bin dann Mama Langhalsdino. Und du bist Babylanghalsdino."

Jacob gluckste. Wahrscheinlich wollte er auch was sagen. Da er aber noch nicht sprechen konnte, tat Max das für ihn „Jacob ist glücklich, wenn er pupst", schlug er vor. Und wahrscheinlich stimmte das.
„Oder, wenn er in Max seinem Zimmer spielen darf", fügte Mama hinzu, weil sie das mit dem Pupsen nicht so alleine stehen lassen wollte.

„Und Papa, wann bist du glücklich?"
Papa überlegte. Es lag ihm auf der Zunge zu sagen, dass er glücklich wäre, wenn er ein Bett und seine Ruhe hätte. Aber das wäre nur die halbe Wahrheit. Denn eigentlich machte es Papa ganz besonders viel Spaß, wenn er mit der ganzen Falkenfamilie im Zoo war.
Dort gab es nicht nur Tiere und einen großen Spielplatz. Es gab dort auch ganz viel Kaffee, mit dem Superhelden-Papas ihre Kräfte wieder auftanken konnten.

Und als es spät abends war und alle Falkenkinder schlummernd in ihren Betten lagen, da schlichen sich Papa und Mama wie jeden Abend in deren Zimmer.
Max schlief in seine Decke eingekuschelt und nur ein halber Fuß guckte darunter hervor. Mama gab ihm einen Kuss und ging weiter in Maries Zimmer.
Marie hatte ihre Kuscheltiere im Arm, und Mama lauschte einen Moment lang ihrem friedlichen Atem. Auch Marie bekam einen Kuss von Mama.

Jacob saß in seinem Schlafsack im Bett und wusste nicht, ob er schlafen sollte oder nicht. Papa gab ihm noch etwas zu trinken, und dann bekam auch Jacob seinen Gute-Nacht-Kuss.

„Jetzt schlafen sie alle drei friedlich", sagte Mama zu Papa. Und plötzlich konnte auch sie selbst die Frage nach dem Glücklichsein beantworten, weil sie es genau in diesem Moment in ihrem Herzen spürte.

ENDE

9.

Anhang

Texte von Susanne

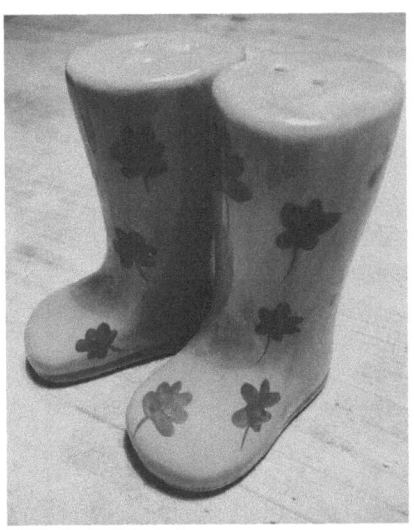

25.04.2018

Kann man die Kleeblätter erkennen? Die sind für das Mädel, das heute wieder aufgestanden ist, um dem mistigen Krebs zu zeigen, dass er sie nicht kleinkriegt.

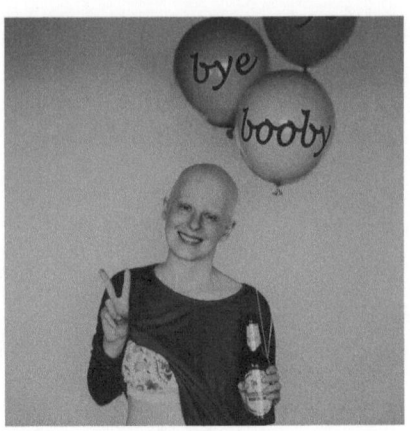

25.05.2018

Weil diese Frau Recht hat, weil diese Frau klug ist, weil diese Frau großartig ist, weil diese Frau warmherzig und liebevoll ist, weil diese Frau so viel mehr ist als eine kranke Frau, weil diese Frau ihre Familie liebt, weil diese Frau sich nicht kleinkriegen lässt, weil es gar nicht so viele „Weils" gibt, wie man bräuchte, um diese Frau zu beschreiben, ist es sowas von kackegal, ob diese Frau zwei, eine oder keine Brust hat. Alles, was zählt, ist, dass sie lebt und die Frau ist, die sie ist.

In meinem Garten wächst ja so allerhand. Manches, weil ich es so wollte, manches, weil es sich hier einfach so niedergelassen hat. Am allerallerallerliebsten sind mir allerdings Cosmea, manche sagen auch Schmuckkörbchen dazu. Die sind jetzt nicht so wirklich aufsehenerregend, aber ich mag die klare Struktur und die Freundlichkeit der Farben. Als ich den Namen der Pflanze noch nicht kannte, habe ich sie „eine Blume, so wie Kinder eine Blume malen" genannt.

Meine HühnchenausdemEi-Freundin, die hat's nicht so mit Blumen. Eben hat sie mir ein Foto geschickt und mich gefragt, was das für eine Pflanze ist, die sie da gestern entdeckt hat. Eine absolute Rarität, wie man sie nur in jedem Vorgarten, Blumenladen und an der Tanke findet: eine Lilie. Ja, Schätzchen, das musste jetzt mal an die Öffentlichkeit. Wie gesagt, keine Botanikerin das Mädel. Aber was spielt das schon für eine Rolle? Sie hat sich gestern ihr kleines Mädchen geschnappt und hat mit ihr eine Nacht im Schrebergarten gezeltelt. Bis zum nächsten Karibik-Urlaub ist es nämlich noch sehr lang hin (ich vermute sogar, dass der gar nicht stattfinden wird). Mama und Tochter und eine Sommernacht. Mehr braucht's nicht, damit die beiden eine Menge Spaß haben. Das hat sie nämlich drauf, die Flora-Banausin: Ihre Kinder glücklich machen, das kann sie, da ist sie Weltmeisterin drin. Wenn ich sie beschreiben sollte, dann wäre sie „eine Mama, so wie Kinder eine Mama malen".

„Muss jetzt tanzen." Das war gestern die letzte What-sapp-Nachricht, die ich von meinem HühnchenausdemEi bekommen habe. Ach so, ich nenne sie so, weil viele ihrer Fotos mich so an diese kleinen Flausch-Küken erinnern. Dieser Flaum auf dem Kopf, der dem harten, kantigen Chemokopf wieder eine Weichheit gibt, die alles ist, hoffnungs-voll, drollig, lieb und irgendwie so ein Versprechen und ein Vorgeschmack auf das, was kommen wird: Leben.

Mein Hühnchen fängt nämlich gerade wieder damit an, und ich bin so glücklich, dass ich ebenfalls tanze, wenn auch mehr so innerlich. In meinem Handy gespeichert sind so viele andere Bilder und Nachrichten von dieser tollen Frau, die so oft ein einziges Häufchen Elend gewesen ist. Tanzen war so ziemlich das Letzte, woran da zu denken war.

Und dann gestern diese Meldung. Das Hühnchen hat sich durchgekämpft. Ein bisschen bin ich dabei gewesen und ich kann euch sagen, das, was ich da miterlebt habe, das sitzt selbst mir, der bloßen Beobachterin, noch ordentlich in den Knochen. Tränen waren oft dabei und jetzt sind sie auch da, aber sie fühlen sich so ganz, ganz anders an. Es sind diese Tränen, die man weint, weil eine Anspannung langsam loslässt, eine Mischung aus Erschöpfung, Erleichterung und ganz vorsichtiger Freude.

Das Hühnchen ist noch nicht überm Berg, und angesichts der vielen schlimmen Geschichten, die ich hier mitbekomme, frage ich mich, ob sie das je wirklich ganz und gar sein wird. Aber ich glaube und spüre, dass der steinigste und steilste Teil des Wegs hinter ihr liegt.

Wer kann schon tanzen, wenn er einen Berg nach oben jap-sen muss? Manchmal hat sie mich gefragt, was sie nur ma-chen soll wegen diesem und jenem. Soso oft habe ich keine Antwort gehabt. Jetzt habe ich eine:

„Tanz, Hühnchen, tanz!"

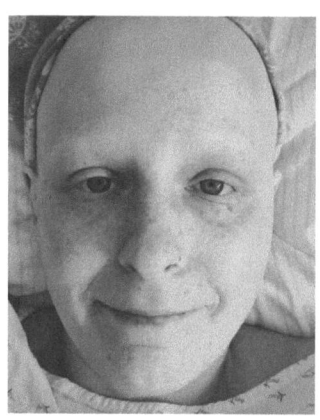

30.07.2018

Wir haben gesagt, dass wir ehrlich sind. Was sollte es denn sonst überhaupt für einen Sinn haben? Mein HühnchenausdemEi und ich, wir haben gestern rumgeblödelt und vorgestern. Irgendwas mit Kindern, die Kacka machen oder nicht, und wie ihr eine Zigarette ausgehen kann, wo sie doch gar nicht raucht (Missverständnis, ich war gemeint).

Wir haben uns, vermutlich als die einzigen beiden Menschen weit und breit, immer wieder darüber in Kenntnis gesetzt, wie heiß es uns gerade ist. Mega oder unglaublich oder Nicht zum Aushalten. Und heute war sie, zumindest in meinen Gedanken bei der Bestrahlung, der Lymphdingenskirchen, der Krankengymnastik und hat zwischendrin Kind zwei und drei dahin gebracht, während ihr Mann mit Kind eins schon seit wasweißichwann wo war. HühnchenausdemEi-Business-as-usual.

Und dann die Meldung: Krankenhaus, MRT, CT, Abklären, Metastasen-Ausschluss. Im ersten Moment habe ich nur gedacht: Gut, sehr gut, dass da nachgeschaut wird. Gut, sehr gut, dass die Spekulationen über Rückenschmerzen, Taubheitsgefühle und Blutwerte, die nicht passen, nun bald ein Ende haben.

Es hat eine Zeitlang gedauert, bis mir klargeworden ist: Und was, wenn…? Nur weil ich nicht will, dass es so ist? Blödsinn, darauf wird es nicht ankommen. Mein Gefühl sagt und das sagt es schon seit ich das Hühnchen kenne, dass alles gut wird. Aber mein Gefühl gültet nicht. Befunde sind es, die zählen. Und die wird es bald geben und bis dahin, was sage ich dem armen Mädel, das da jetzt im Krankenhaus hockt und sich Scheiße fühlt und am liebsten weglaufen würde? Welche Worte helfen, welche beruhigen?

Ich finde diese Worte nicht und ich weiß, dass wir gesagt haben, dass wir ehrlich sind. HühnchenausdemEi, ich finde es großartig, dass du da jetzt genau das Richtige tust. HühnchenausdemEi, ich habe eine Scheißangst. Ich will, dass der Spuk ganz schnell ein Ende hat. Ich will, dass nicht sein kann, was nicht sein darf. Ich will saubere Befunde. Und dann will ich wieder mit dir blödeln und endlich wissen, wie heiß dir genau ist.

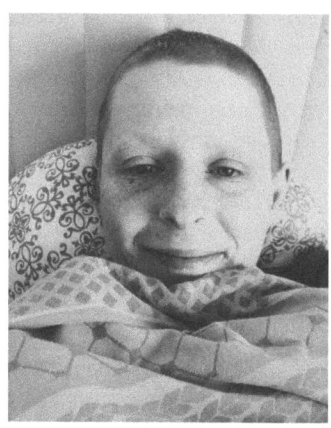

15.08.2018

Ich versuche immer wieder, sie mir vorzustellen. Wenn sie
eine alte Frau sein wird so wie ich. Oder eigentlich noch
älter. Hat sie dann noch diese Sommersprossen? Diesen
HühnchenausdemEi-Blick? Wird ihre Stimme immer noch
so hell sein? Wird sie sich immer noch so empören über
Dinge, die sie nicht einsehen kann und will und die sie jetzt
rumpelstilzen lassen, was sich bei ihr immer darin äußert,
dass sie mir die Dinge dreimal erzählt, so als wollte sie mir
ihre Empörung direkt transfundieren? Wird sie das O immer
noch so langziehen, wenn sie Hallooooo sagt? Wird sie sich
immer noch räuspern, bevor sie zu reden beginnt? Wird sie
immer noch mitten im Satz so lange und schön und schon
beinahe genüsslich gähnen, so dass sie hinterher manchmal
gar nicht mehr weiß, wie sie den Satz begonnen hat? Wird sie
ihre Haare weiterhin so kurz tragen, was ich großartig fände,
weil ich diesen Karottenkopf so liebgewonnen habe?
Aber das wird alles erst ganz, ganz viel später sein. Ich werde
nicht dabei sein, wenn sie ihre Enkelkinder über Mittelalter-
märkte schleift und sie sie dort vergeblich dazu zu animieren
versucht, mit ihr mitzutanzen, wenn eine Band live spielt.

Was mir an alldem so gefällt: Dass sie da sein wird, wenn ich es nicht mehr bin. Weil es so sein muss und weil es, Stand jetzt, genau so kommen wird. Mandy ist krebsfrei, amtlich seit heute. Mandy könnte meine Tochter sein, altersmäßig gesehen und deswegen bin ich es, die sich hier vorher aus dem Staub machen wird. Das ist großartig. Und so ein Weilchen, vielleicht sogar noch ein ganzes langes Weilchen, haben wir ja auch noch zusammen.

An die Krebs-Sache hat sie jetzt einen Haken gemacht, was natürlich nicht bedeutet, dass sie bei Null anfängt, so leicht ist die Sache leider nicht, der ungebetene Gast wird noch lange auf ihrer Schulter hocken, unsichtbar, aber eben immer da. Aber es bedeutet, dass sie anfängt, also anfängt weiterzumachen. Darauf bin ich so saumäßig gespannt und ich freue mich ganz arg darauf, auf ihr Leben und dass ich ein Teil davon sein darf.

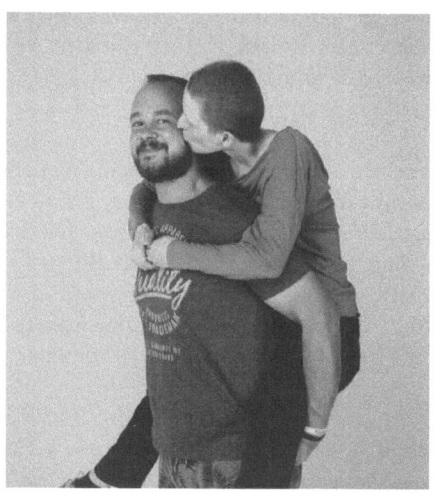

16.08.2018

Und wieder ist die Welt nicht stehengeblieben. Sie tut es nicht, wenn eine junge Frau erfährt, dass Zellen in ihrem Körper verrücktspielen und ihr Leben bedrohen. Sie tut es aber auch nicht, wenn diese Frau nach monatelangem Bangen, durchwachten Nächten, dunklen Tagen und Behandlungen, die einem alles abverlangen, gesagt bekommt, dass nun alles gut sei, dass der Spuk ein Ende habe und sie aus der Maschinerie so schnell rauskatapultiert wird, wie sie vor Monaten hineingesogen wurde. Heute ist Tag eins in einem neuen Leben, das plötzlich wieder eine andere Gangart hat.

Alles zurück auf Null? Wohl kaum, bei den Erfahrungen die gemacht worden sind. Der Krebs raubt einem nicht nur Brüste und Haare oder andere Teile des Körpers, er raubt einem die Gewissheit, dass schon immer alles gut werden wird, und er raubt einem vor allem die Unbeschwertheit, die man hat, so lange alle Katastrophen des Lebens zwar existent, aber nicht manifest im eigenen Leben sind. Jetzt beginnen die ersten Schritte in eine Zukunft, von der ein so kranker Mensch sehr lange nicht wusste, ob er sie denn haben würde.

In den Monaten des Kampfes gegen einen Gegner, den man nicht kennt und nicht einschätzen kann, hat man die Luft angehalten, nicht gewagt sich zu bewegen. Die Frage nach dem „Wie lange noch?" lag wie eine schmutzige Dunstglocke über jeder Entscheidung. Was, wenn es ein Morgen nicht geben würde? Was, wenn das alles nur der Anfang wäre von etwas, das noch viel schlimmer, noch viel dunkler, noch viel beängstigender sein würde? Und auch am Tag eins sind die Fragen, die Ängste, die Panik, das Hoffen und Bangen vermutlich nicht weggeschwemmt wie der Staub auf der Straße nach einem ordentlichen Regenschauer.

Vielleicht traut man sich, wieder Luft zu holen. Vielleicht versucht man ein erstes tiefes Lachen, das einfach kommt und gelacht werden darf ohne angezogene Handbremse. Vielleicht wagt man einen Plan zu denken, ohne sich selbst gleich wieder an die Kette zu legen, weil Pläne doch so gefährlich sind, weil das Risiko des Platzens so groß ist. Man wird sehen, was nun kommt. Ich wünsche dieser Frau von ganzem Herzen, dass sie wieder ein Leben hat, auf das sie sich freut.

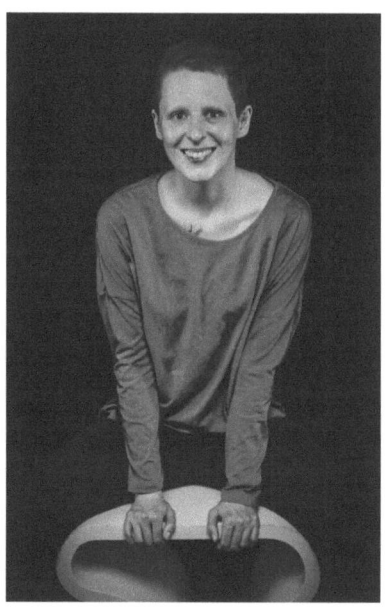

25.08.2018

Ob ich mich trauen soll, den Satz zu sagen? Weil er ja nicht stimmt, aber dann irgendwie doch. Und weil ich dafür vielleicht kritisiert werde, weil es ja auch ein bisschen anmaßend ist. Natürlich sage ich ihn trotzdem: Ich habe Muttergefühle. So jetzt ist es raus. Und ja, ich bin 54 und ja, ich habe keine Kinder, und ja, woher soll ich wissen, was das für Gefühle sind, die eine Mutter hat. Egal, es sind „meine Muttergefühle". Und die gehen so:

Mein HühnchenausdemEi, das ja bekanntermaßen nicht meine Tochter ist (ich hätte da nix dagegen, wenn sie es wäre), das ist gerade derart mit Leben beschäftigt, also mit rumfahren und Menschen kennenlernen und durch den Schlamm robben und linke Haken austeilen und Tanzen zu wilder Musik (und das auch noch barfuß!), dass sie gar nicht mehr so viel Zeit hat, um mir das alles zu erzählen. Die Nachrichten, die Videos und Fotos tröpfeln nur noch sehr spärlich bei mir ein. Ich bekomme kurz das Hotel gezeigt und die Minibar, dann noch ein kurzer Schwenk aufs Bad und dann … dann ist schon wieder Schluss, das Mädel winkt noch kurz, sagt Tschüss und weg ist sie.

Abends vor dem Schlafgehen dann noch ein kurzer Satz, in dem irgendwas steht von Bar und Musik. Und ich liege also da und denke an dieses Mädel und erinnere mich an die Dinge, die sie mir noch vor ein paar Wochen erzählt hat. Das waren zum Teil solche Hämmer, dass ich keine Antworten gefunden habe, außer der einen, dass es irgendwann vorbei sein würde mit dem ganzen Scheiß, dass sie durchhalten solle und dass dann danach, dahinter, hinter diesem Riesenberg wieder das Leben auf sie warten würde.

Ich habe so inständig gehofft, dass es die Wahrheit sein würde, die ich da behauptet habe. Gewusst habe ich es nicht, aber fest daran geglaubt. Und jetzt ist sie genau da, hinter dem Berg und sie dreht sich so wenig wie möglich um, weil sie die Strapazen vergessen will, die er ihr bereitet hat. Sie läuft in die andere Richtung, in die, von der die Musik kommt und die Stimmen und das Gewusel, das Leben heißt. Bevor ich einschlafe, denke ich: Wenn man nichts von den Kindern hört, dann heißt das, dass es ihnen gut geht. Ich glaube, solche Sätze denken Mütter. Oder nicht?

Ich bekomme Urlaubsbilder aufs Handy geschickt. Ein gelbes Häuschen im Irgendwonirgendwo. Daneben ein Möchtegern-Berg, der Alpenbewohner müde lächeln lässt, der aber trotzdem inmitten einer flachen Ebene ziemlich was hermacht. Auf einem Video füttert ein kleiner Hosenscheißer auf einem Gartenstuhl waghalsig hangelnd eine Katze, die vermutlich den Belegungsplan des Ferienhäuschens in ihrem kleinen Katzen-Smartphone gespeichert hat und immer zur Stelle ist, wenn die Urlaubsfamilie ihr Frühstück auf der Terrasse einnimmt. Die anderen kämpfen mit pappigen Nutella-Fingern und der Frage, ob man auf die Salamisemmel noch ein Essiggürkchen legen soll oder eher nicht. Ich sehe einen Papa, der versucht, alles im Blick zu behalten und trotzdem den ersten Kaffee des Tages zu genießen. Eine Mama kann ich nicht sehen, klar, einer muss diese Idylle ja festhalten.

Mandy macht Urlaub, und ich sitze auf meinem Küchenkanapee zuhause und kann ein bisschen dabei sein, während die Bande das Normalste von der Welt tut, urlauben. Während ich also hier sitze und das schreibe, muss ich aufpassen, dass mir nicht die Tränen die Sicht verwässern. Freudentränen sind nämlich genauso nass wie andere und nicht hilfreich, wenn man klare Sicht braucht.

Das HühnchenausdemEi hat mir – es ist nicht lange her – andere Bilder und Videos geschickt: aus Krankenhäusern, aus Arztpraxen, mit Schläuchen im Arm und Bestrahlungsmarkierungen auf dem Oberkörper. Sie hat mir andere Geschichten erzählt: von Blutwerten, OPs, CTs, Schmerzen und Ängsten. Heute habe ich eine Sprachnachricht bekommen, dass sie überlegen, alle zusammen eine Eismanufaktur zu besuchen. Da soll es 365 verschiedene Eissorten oder so geben. Ich mache mir Sorgen. Große Sorgen. Wie sollen drei kleine Eisfresserraupen sich da je entscheiden können?

10.

Anhang

Resümee von Alex

So eine Krebsdiagnose verändert einfach alles. Nicht nur dich selbst, sondern dein gesamtes Umfeld. Alle, die mit dir zu tun haben. Vor allem die, die dir am nächsten stehen.

Es war mein Geburtstag, an dem Mandy ihre schon sehr dringende und aussagekräftige Verdachtsdiagnose erhielt. Wir waren mit den Kindern vorher auf dem Weihnachtsmarkt und wollten dann „noch schnell" zur Radiologin, um mal eben bestätigen zu lassen, dass der Knoten in der Brust nur vom Stillen kommt. Anschließend wollte Mandy noch rasch in die Uni und ich hatte geplant, mit den Kindern etwas Schönes zu machen.

Stattdessen wartete ich plötzlich mit den Kindern zwei Stunden im Wartezimmer bis Mandy wiederkam. In der Zwischenzeit wurde nicht nur wiederholt ein Ultraschall gemacht, sondern gleich noch eine Mammographie, die sogar zweimal wiederholt wurde. Die Radiologin schickte uns mit Tränen in den Augen zur Frauenärztin. Freitag 12.55 Uhr. Ein Anruf bei der Frauenärztin: Wir konnten noch rumkommen, man erwartete uns bereits.

Die Frauenärztin hatte bereits den schriftlichen Bericht über die Mammographie zugefaxt bekommen. Mandy war zuerst alleine ins Arztzimmer gegangen, ich saß mit den drei Kindern wiedermal im Wartezimmer. Die Ärztin wollte, dass ich bei dem Gespräch dabei bin. Anschließend schickte sie uns - ebenfalls mit Tränen in den Augen - ins Wochenende. In einer Woche sollte die Biopsie im Brustzentrum stattfinden. Freitag vor Weihnachten.

Verdacht auf Krebs. Das kann nicht sein. Das ist so unwirklich... Die Zeit bleibt irgendwie stehen und man ist gefangen im Nichtglauben und Verzweifeln. Verdrängen und Leugnen. Alles ist so surreal. Die Person, die man über alles liebt, ist plötzlich vom Tod bedroht.

Ich würde meiner Frau jederzeit alles Übel der Welt abnehmen, wenn ich es nur könnte. Ich war hilflos und konnte nur da sein, aber ihr WIRKLICH helfen, lag außerhalb meiner Macht. Ich habe in meinem Leben viel Übles erlebt und doch gehörte dies zum Schlimmsten.

Mandy und ich waren abends spazieren, um zu bereden wie es weitergeht. Was werden soll. Wir haben über Patientenverfügungen gesprochen, über Organisatorisches, über Bürokratisches, über die Möglichkeit ihres Todes und über unsere Kinder. Wir haben versucht, uns gemeinsam Mut zu machen und sind gemeinsam verzweifelt.

Der erste Punkt meiner To-Do-Liste war, einen früheren Termin für die Biopsie zu bekommen. Denn auch wenn der dringende Krebsverdacht bereits bestand, konnte endgültige Klarheit nur die Biopsie bringen und schließlich blieb ein Rest Hoffnung, dass es sich nur um einen bösen Traum handeln könnte.
Nach diversen Telefonaten („Wie sind Sie denn versichert?" "Gesetzlich." "Nein, dann haben wir nicht so rasch einen Termin frei." - ohne Worte) habe ich dann bei einer Brustambulanz einen Termin am Folgetag (Dienstag) bekommen. „Kommen Sie gleich früh, sie sind die Ersten." Es wurde eine Biopsie gemacht, deren Ergebnis wir am Donnerstag bekamen.
Die Chefärztin teilte uns mit, dass es sich definitiv um bösartige Tumore (!) handelt, dass die Lymphknoten bereits befallen sind und dass es auch möglich wäre, dass der Krebs bereits gestreut hätte. Auch sie hatte Tränen in den Augen.

Zwischen den Feiertagen und Silvester wurde Mandy der Port gelegt und die Staging-Untersuchungen wurden im Krankenhaus gemacht. Anfang Januar ging es mit der Chemo los.
So schnell kann sich das Leben ändern.

Mandy und ich waren uns einig, dass wir uns innerhalb der Beziehung wohl und sicher fühlen, aber problemfrei war unsere Beziehung nicht. Nachdem im April unser drittes Kind geboren wurde, fing Mandy im Herbst ihr Studium an. Das Leben ging geordnete Wege.

Und dann kam der Krebs.

Mandy sagte einmal „Wenn man mal von den letzten 2 Wochen absieht, war 2017 ein super Jahr." Außer eben diese letzten 2 Wochen.

Mandy hat sich nach der Diagnose und während der Behandlung fortwährend verändert. Die größte Veränderung war die Angst vor dem eigenen Tod. Vorher war dies nie ein Thema. Sie hatte immer Sorge, dass den Kindern etwas zustoßen könnte. Dass der Tod sie von ihren Kindern trennen könnte. Aber sie hatte dabei nie die Möglichkeit ihres eigenen Todes in Betracht gezogen.

Wir waren über 8 Jahre zusammen und in dieser Zeit war sie kaum mal erkältet. Was nicht heißen soll, dass sie ihre Gesundheit nicht zu schätzen wusste.

Es gab während aller drei Schwangerschaften mit unseren Kindern pränatale Auffälligkeiten und Mandy machte sich große Sorgen. Dass unsere Kinder dann gesund zur Welt kamen, erfüllte sie immer mit tiefer Dankbarkeit und sie hat es nie als selbstverständlich wahrgenommen, dass wir alle gesund sind.

Wir hatten nie viel Geld und leben in einer kleinen Mietwohnung. Und wir waren trotzdem glücklich, weil wir so viel Liebe hatten und gesund waren – das hätte man mit allem Geld der Welt nicht aufwiegen können.

Wir haben gemeinsam dafür gesorgt, dass es ein Vermächtnis an die Kinder gibt, sollte Mandy den Krebs nicht überleben. Sie hat alle Fotos und Videos der Kinder auf unterschiedlichen Clouds gesichert. Für die Kinder hat sie Erinnerungsalben ausgefüllt und regelmäßig Videotagebücher geführt, damit die Kinder IMMER etwas von ihr haben.

Wir haben viel über den Tod gesprochen. Manchmal haben wir nächtelang die unterschiedlichsten Vorstellungen vom Tod und dem Danach auseinandergenommen; eigene Theorien entwickelt und über den Haufen geworden. Eine wirkliche Antwort zu all unseren Fragen haben wir zwar nicht gefunden, aber wir waren uns in einem Punkt einig: Der Tod ist nicht das Ende.

Mandy hat ihre Verzweiflung und Machtlosigkeit oft in Wut ausgedrückt. Und auf wen kann man wütend sein, wenn es keinen Schuldigen gibt? Meist auf den Menschen, der einem am nächsten ist: mich. In diesen Situationen hat mir sehr geholfen, sie zu lieben. Zu lieben, wer sie ist, was sie ist - dass sie ist.
Ich brauche für meine Liebe keine Fassade, keine Momentaufnahmen irgendwelcher emotionaler Zustände. Ich weiß, wer und wie sie im Kern ist und das ist das Einzige, was zählt. Klar war ich auch mal wütend, wenn ich wieder einmal ungerechtfertigterweise für den „Krebs" Katalysator war, aber ich konnte die Wut in Worte packen und ohne Vorwürfe das äußern, was gerade nicht passte. Das hat uns sehr geholfen. Wir sind uns über den Krebs noch nähergekommen. Ja, es ist auch heute nicht alles ausgestanden. Weder der Krebs, noch die Differenzen zwischen uns, aber wir haben gelernt, dass wir alles überstehen können, solange wir uns haben und aufeinander zählen können.

Mastektomie – das war für mich von Anfang an kein Problem. Es war für mich nicht wichtig. Meine Frau mit oder ohne Brüste?! Egal... Schließlich ist es mir auch egal, ob mit oder ohne Falten, Haare oder Bauch. Es ist doch immer dieselbe Frau. Immer Mandy. Und das zählt.
Ich war während der Geburt unserer drei Kinder dabei. Mehr „Frau" als meine Frau könnte man gar nicht sein und

dabei spielt das Vorhandensein von Brüsten keine Rolle. Attraktivität ist für mich keine Frage sekundärer Geschlechtsmerkmale, sondern vor allem innerer Werte.

Mandy war ein Mensch, dem Suizidalität immer ein nicht ganz ergründbares Rätsel war, weil er nicht verstehen konnte, wie man nicht am Leben hängen konnte. Und plötzlich äußerte sie immer öfter den Wunsch nach einem Ende. Einem Ende der ganzen Kräfte raubenden Torturen, und brachte mich damit wirklich in Bedrängnis. Wie sollte ich den Menschen auffangen, der mir so nah steht, während ich doch selbst mit der Angst konfrontiert war, ihn zu verlieren?

Oft funktionierte ich einfach nur. Verdrängte, was die Diagnose bedeuten könnte und versuchte den Alltag so zu gestalten, als wären sämtliche Behandlungen nur ein lästiges Nebenbei. Oft ging das gut. Manchmal aber auch nicht. Ich war in der Zeit immer mal wieder am Ende meiner Kräfte, zumal ich selber an einer Schwerbehinderung leide.

Die Akutbehandlung ist nun seit knapp 3 Monaten abgeschlossen. Ganz loslassen wird uns das Thema aber nie. Der Krebs wird ein ständiger Begleiter sein. Nicht mehr im Vordergrund. Auch nicht an zweiter oder dritter Stelle, aber immer im Hintergrund. Bei jeder Ungereimtheit wird die Angst wieder da sein. Werden wir hoffen, dass es nicht der Krebs ist. Und doch werden wir unser Leben weiterleben. Achtsamer, als zuvor.

Dieses Leben haben wir nur einmal und wir werden das Beste daraus machen. Und in 50 Jahren, wenn wir gemeinsam auf der Terrasse in unseren Schaukelstühlen sitzen und unseren Enkelkindern beim Spielen zusehen, werden wir auf ein ereignisreiches und erfüllendes Leben zurückblicken und dankbar sein, uns zu haben. Wir werden nicht alles richtig gemacht haben, aber aus allem unsere Lehren und Weisheiten gezogen haben. Und wir werden unseren Kindern das mit auf den Weg gegeben haben, was am allerwichtigsten im Leben ist: ganz viel bedingungslose Liebe.

Mandy fällt der Umgang mit ihren Gefühlen im Alltag manchmal ein wenig schwer, aber sie kann darüber schreiben. Und das kann sie gut. Daher bin ich sehr froh, dass sie ihre Gedanken zugänglich macht.

Ich bin stolz darauf, wie Mandy die Situation gemeistert hat. Sie hat deutlich an Selbstbewusstsein gewonnen.
Ich hingegen bin in den vergangenen Monaten deutlich gealtert und mich hat das letzte Jahr stark gezeichnet. Oft war ich mit meinen (ureigenen) Problemen und dem Umgang mit der Erkrankung meiner Frau mir selbst überlassen. Die Umwelt nimmt oft nur den Erkrankten wahr, nicht jedoch die Angehörigen. Dass wir viel und offen über alles gesprochen haben, hat mir sehr geholfen.

Anstrengend war der ständige bürokratische Kampf. Das sich wieder und wieder erklären müssen, rechtfertigen müssen, beantragen müssen - das war sehr müßig und kräftezehrend.

Unsere Kinder haben die Zeit relativ gut überstanden. Dennoch mussten sie für ihr junges Alter schon zu viel mitmachen. Hier hätte ich mir deutlich mehr Unterstützung von professioneller Seite aus gewünscht.

Überwältigt war ich von einigen Menschen, die selbstlos ihre Hilfe angeboten haben. Es wurde nicht gefragt, ob, sondern wie man helfen könnte.
Zum Beispiel unsere Kita-Leitung, die sofort sagte, dass sie die Kinder betreuen würde, wenn Not am Mann ist. Oder meine Schwägerin, die trotz Neugeborenem hin und wieder die Kinder gehütet hat, damit ich mal zu ein wenig Atem komme. Das Kraftpaket von Flugkraft rührte mich auch

zu Tränen. Mimi und ihre Familie hat genauso an uns gedacht wie Sebastian und seine Familie, indem sie uns Pakete schickten mit Kleinigkeiten (Badesalz, Tee, Schokolade), die uns einfach schöne Alltagsmomente ermöglichen sollten, die nicht von der Krankheit überschattet sind.

Vielleicht habe ich hier die Möglichkeit einmal allen Genannten und auch allen Ungenannten meine große Dankbarkeit und meinen tiefen Respekt entgegen zu bringen.

Besonderer Dank gilt Corinna und Dirk, die erst in diesem Jahr in mein Leben getreten sind und die ohne es zu wissen, viel dazu beigetragen haben, aus einer unerträglich erscheinenden Situation das Bestmögliche zu machen.

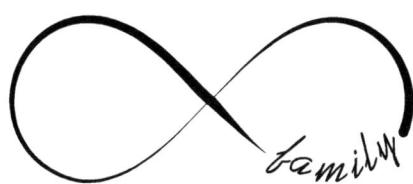

Weitere Infos:

www.unddannamlebenbleiben.de
kontakt@unddannamlebenbleiben.de

www.momentediebleiben-fotoprojekt.de
kontakt@ www.momentediebleiben-fotoprojekt.de
- Fotoprojekt für an Krebs Erkrankte -

Ich biete Fotoshootings im Großraum Braunschweig für an Kreb Erkrankte und deren Familien an.
Gerne komme ich zu den Familien nach Hause, um in gewohnter oder gewünschter Umgebung Fotos zu machen. Authentische Momente einzufangen steht für mich dabei im Vordergrund.
Meine Fotos sind keine klassischen Fotostudiofotos, sondern der Versuch, Stimmungen und Gefühle sichtbar zu machen und zu konservieren.
Aufgrund meiner eigenen Krankheitsgeschichte bin ich für die individuellen Wünsche, Anliegen und Ängste von Krebspatienten sensibilisiert.

Es entstehen für die betroffenen Familien keine Kosten, da meine Motivation die Freude am Fotografieren und dem Schaffen von etwas Sinnvollem mit nachhaltigem Nutzen für die betroffenen Familien ist.